Robert Dehin

Gesund und schön mit Aloe vera

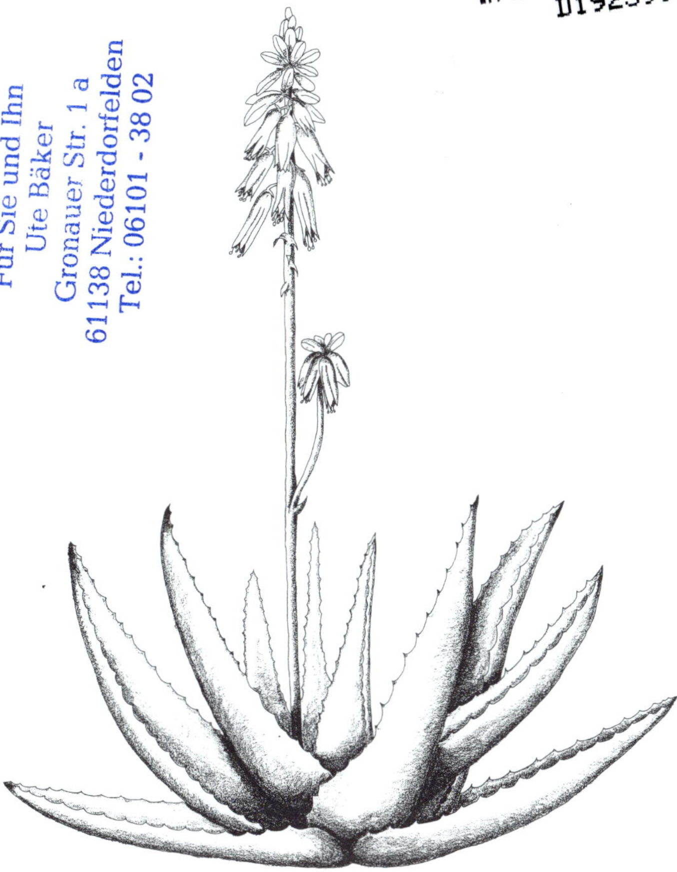

Robert Dehin, geboren 1952 in Belgien, führt – nach ausgedehnten Studien u.a. der Pflanzenheilkunde – eine Naturheilpraxis in Montreal, Kanada, und ist als Fachschriftsteller und -photograph für naturheilkundliche Themen tätig. Seine intensive theoretische und praktische Beschäftigung mit den vielseitigen Anwendungsmöglichkeiten der Aloe vera fand 1989 ihren Niederschlag in zahlreichen Veröffentlichungen in medizinischen Fachzeitschriften sowie im vorliegenden Buch.

Robert Dehin

Gesund und schön mit Aloe vera

Anwendung – Rezepte – Selbstheilung

Aus dem Französischen übertragen von
Ulla Schuler

Ariston Verlag

Die Deutsche Bibliothek – CIP-Einheitsaufnahme

Dehin, Robert:
Gesund und schön mit Aloe vera: Anwendung, Rezepte,
Selbstheilung / Robert Dehin. - Kreuzlingen ; München :
Ariston Verlag, 1997
Einheitssacht.: Le docteur vert ou docteur aloès <dt>
ISBN 3-7205-1979-1

Gestaltung des Einbandes:
Schindler, Parent & Cie., Meersburg
Umschlagphoto: Mauritius Bildagentur, Mittenwald
Photos und Zeichnung: Gertraud Gläßer, München
Satz: Verlagsservice G. Pfeifer & EDV-Fotosatz Huber, Germering
Druck und Bindung: Wiener Verlag, Himberg bei Wien

Erstauflage September 1997
Printed in Austria 1997

ISBN 3-7205-1979-1

Inhalt

Einführung

Schon in der Antike war die Aloe wegen ihrer zahlreichen heilenden Eigenschaften wohlbekannt. Von der abendländischen Medizin wurde sie dann lange Zeit vernachlässigt, erlebt aber heute unter den Naturheilmitteln eine bemerkenswerte Renaissance. Von Arthritisschmerzen über Magenschleimhautentzündung bis zu Verbrennungen der Haut reicht das Spektrum der möglichen therapeutischen An wendungen dieser alten Heilpflanze. Und wenn sie schon nicht heilen kann, vermag sie doch zumindest viele große und kleine Beschwerden zu lindern oder die Wirkung der schulmedizinisch anerkannten Heilmittel zu unterstützen.

Christoph Columbus nannte die Pflanze »Doktor im Blumentopf«. Übrigens gilt die Aloe heutzutage im Süden der Vereinigten Staaten und in Mexiko sowie in mehreren Ländern, deren Klima für die Pflanze günstig ist, als *das* Erste-Hilfe-Mittel schlechthin. Wie mit modernen Forschungsmethoden nachgewiesen wurde, besitzt die Aloe alle nötigen Eigenschaften, um dieser Aufgabe gerecht zu werden. Sie wirkt bakterizid, fungizid und viruzid; sie macht Gewebe schmerzunempfindlich und stillt Juckreiz; sie verkürzt die Blutungszeit; sie bekämpft Fieber und Verstopfung; sie wirkt entzündungshemmend; sie erweitert die Kapillaren und reinigt das Blut; sie fördert die Zellproliferation, »verdaut« totes Gewebe, speichert Feuchtigkeit in trockener Haut, dringt tief in die Haut ein usw.

Es liegt auf der Hand, daß ein derart vielseitiges Heilmittel Mißtrauen erweckt und Gefahr läuft, als Wundermittel oder »Zaubertrank« verschrieen zu werden. »Was alles heilt, heilt gar nichts«, meinen viele Ärzte. Nach Auffassung der Hochschulmedizin muß ein »echtes« Heilmittel eine spezifische Wirkung haben, und alle seine wirksamen Komponenten müssen genauestens bekannt sein. Die Aloe nun gilt noch als Außenseiter, da sie dieser wohletablierten Regel spottet.

Wenn jedoch Menschen, die in geographisch weit auseinanderliegenden Gegenden leben, von der gleichen Pflanze Gebrauch machen, beweist dies, daß die Anwendung begründet ist. Und es erweist sich, daß die zahlreichen Anwendungen der Aloe stets die gleichen sind – sei es in Asien, in Amerika, in Afrika oder auch auf manchen einsamen Inseln mitten in den Ozeanen. Es gibt hier eine auffallende Übereinstimmung in völlig unterschiedlichen Regionen, welche die »Theorie der konvergenten Entwicklung volkstümlicher Heilmittel« bestätigt.

Nie hat der etwas »magische« Ruf der Aloe die Wissenschaftler gehindert, diese Pflanze zu erforschen. Im Gegenteil! Und dabei wurden viele ihrer legendären Eigenschaften bestätigt. Die Wissenschaftler entdeckten sogar neue Eigenschaften: Zum Beispiel werden derzeit mögliche günstige Effekte bei Aids und bei Angina pectoris geprüft. Man wird abwarten müssen, ob sich die Erwartungen der Wissenschaftler erfüllen werden. Doch zusätzlich zu ihren vielfältigen medizinischen Anwendungen werden der Pflanze inzwischen auch interessante diätetische Eigenschaften zugeschrieben. Die Aloe ist reich an Vitaminen, Mineralsalzen, Aminosäuren, Enzymen, Mono- und Polysacchariden, deren undurchschaubares Zusammenwirken nicht durch eine Kombination der genannten Substanzen in Kapselform nachgeahmt weren kann. Insgesamt wird hier ein echtes Eldorado der Heilkunst wiederentdeckt.

Indessen darf man nicht vergessen, daß die dreihundert Aloe-Varietäten nicht alle die gleiche therapeutischen Wirkung entfalten. Die vielversprechendste und populärste ist sicherlich die *Aloe vera* (oder *Aloe barbadensis*). Und vor allem von ihr wird in diesem Buch die Rede sein.

In diesem Buch erfahren Sie,

- wie sich die Verwendung der Aloe seit Urzeiten verbreitet hat;
- warum die Aloe vera unter ihren Verwandten die angesehenste ist;
- warum es so wichtig ist, zwischen dem Blattsaft aus dem äußeren Parenchym und dem Gel aus der Blattmitte der Aloe vera zu unterscheiden;
- warum die aus dem Blattsaft gewonnene offizinelle Aloe vera nur sehr wenig mit der frischen oder stabilisierten Aloe vera zu tun hat;
- welches die Vorzüge des frischen Blattes bzw. der Handelspräparate sind;
- welche wissenschaftlichen Beweise es für die Wirksamkeit der Aloe vera gibt;

- welche Möglichkeiten der therapeutischen Anwendung der Aloe vera und ihrer regionalen Varietäten es gibt;
- wie Sie die Pflanze für die Körperpflege und Selbstbehandlung nutzen;
- wie Sie die Aloe zu medizinischen Zwecken kultivieren können;
- wie man die guten Handelspräparate erkennt.

Derzeit gibt es nur wenige Publikationen über medizinische Anwendungen der Aloe und speziell der Aloe vera. Nur hier und da findet man – oft unvollständige oder fehlerhafte – Hinweise. Außerdem hat der *Grüne Doktor,* die Natur, noch längst nicht all seine Geheimnisse preisgegeben, und manchmal verstößt er gegen Gesetze, wenn er seine heilende Kraft entfalten will. Daher mußte der Autor detektivische Kleinarbeit leisten, um dem Doktor Aloe auf die Spur zu kommen. Doch ist es ihm mit Hilfe gründlicher Recherchen und glücklicher Zufälle schließlich gelungen, die Teile eines höchst komplizierten Puzzles zusammenzufügen.

Dieses Buch ist so konzipiert, daß jede und jeder von der Lektüre profitieren wird. Inhaltlich führt es vom Einfachen zum Komplizierten. Falls Sie nur ein natürliches Heilmittel für Alltagsbeschwerden suchen, erfahren Sie im zweiten Teil, wie Sie die Eigenschaften der Aloe vera für sich nutzen können. Diejenigen aber, deren Aufgabe es ist zu forschen oder zu heilen, werden im gesamten Buch Hinweise finden, die sie ihrem Ziel näherbringen.

Wohlgemerkt, dieses Buch erhebt nicht den Anspruch, die Erfahrung und Kompetenz eines Therapeuten zu ersetzen, schon gar nicht bei schweren Störungen der Gesundheit. Indessen wird die Lektüre Ihnen den Zugang zu den vielseitigen Anwendungen der Aloe vera erleichtern. Und der *Doktor Aloe* wird Ihnen ermöglichen, mit dem besten, nämlich Ihrem inneren Doktor, zu kommunizieren ...

Montreal, Kanada, im Sommer 1997

Robert Dehin

Erster Teil

Geschichte der Aloe

1. Kapitel

Die Biographie der Aloe vera, von ihr selbst erzählt

Seit mehreren tausend Jahren bereits wache ich über das Wohlergehen und die Schönheit der Menschen aller Erdteile. Für viele Menschen bin ich nach und nach zu einer Art Zauberstab geworden, der alles zu heilen vermag. Die Inder übrigens gaben mir den Beinamen »Himmelsstab«, als würde ich alles heilen, was ich berührte. »Geschenk der Venus« wurde ich ebenfalls genannt. Die alten Ägypter schätzten mich noch höher ein und nahmen mich unter dem Namen »Pflanze der Unsterblichkeit« in ihre Bestattungsriten auf. Und bis zum heutigen Tag nannte man mich immer irgendwo »Wunderpflanze« oder die »Pflanze, die alles heilt«.

Selbstverständlich haben mir alle diese Namen, in denen sich die Verehrung der Menschen ausdrückt, geschmeichelt. Indessen ziehe ich Bezeichnungen wie »Erste-Hilfe-Pflanze« oder »Pflanze gegen Verbrennungen« oder »heimliche Heilerin« vor, denn das paßt besser zu meiner bescheidenen Herkunft als schlichtes Kind von Erde und Sonne, denen ich meine Heilkräfte verdanke. Ebenso ist mir auch die zurückhaltendere, verhaltenere, aber steigende Wertschätzung lieber, die mir zunehmend von modernen Wissenschaftlern entgegengebracht wird. Denn ich kenne mich noch nicht, und sie werden mich eher als meine unkritischen Anhänger lehren, wer ich wirklich bin und wie breit das exakte Spektrum meiner Heilkraft ist. Sich Eigenschaften zuschreiben zu lassen, die man nicht besitzt, kann auf die Dauer nur die wirklichen Qualitäten abwerten. Da ich stets bestrebt bin, den Menschen zu nützen, verzichte ich deshalb gern auf unverdienten Ruhm und begnüge mich mit den zutreffenderen Qualitäten, die mir die Wissenschaftler attestieren werden.

In Mutter Erde verwurzelt, bin ich gleichwohl als leuchtender Stern am Himmel der Pharmakologie der Menschen aufgegangen. Doch während man mich in mehreren Gegenden der Welt weiterhin verehrte und meine Dienste bei den verschiedensten Anlässen beanspruchte, wurde ich im christlichen Abendland zunehmend vernachlässigt und meine Rolle auf die eines Abführmittels eingeschränkt. Was eine sehr unfreundliche Art war, mich abzuservieren. Ich muß gestehen, daß mich dies sehr bekümmert hat, doch ich tröstete mich bald, als ich erkannte, daß viele meiner Brüder und Schwestern aus dem Reich der Heilpflanzen der Antike ebenfalls ihren Stern verblassen sahen.

Glücklicherweise und unerwartet beginnen die langen und strengen wissenschaftlichen Untersuchungen seit einigen Jahren, unser Bild wieder zu vergolden. Immer mehr Ärzte aus aller Welt verwenden uns. Man denke nur an die außergewöhnliche Synthese zwischen traditioneller und moderner Medizin, die sich derzeit in der ehemaligen Sowjetunion und in China vollzieht: bei 70 bis 80 Prozent der ärztlichen Verordnungen handelt es sich um pflanzliche Heilmittel! Und die Weltgesundheitsorganisation (WHO) empfiehlt sogar, traditionelle Heilmittel in den Ländern der dritten Welt anzuwenden. Der WHO zufolge sind diese Heilmittel besser an die schlechten wirtschaftlichen Bedingungen angepaßt, die in diesen Ländern herrschen. Eine schöne Zukunft erwartet uns! Und wenn man manchen Untersuchungen glaubt, wird man uns vielleicht sogar auf andere Planeten verfrachten, wo wir aus der Dunkelheit unserer Samen in Gewächshäusern für Hydrokultur hervorbrechen, denen eine unbekannte Sonne Licht spendet.

Doch kehren wir auf die Erde zurück, so wie sie jetzt ist, so vollkommen in ihrer Unvollkommenheit. Bevor ich jedoch dem Verfasser dieses Buches das Wort erteile, möchte ich Ihnen meine lange Lebensgeschichte erzählen, in der sich Fakten und Legenden oft unentwirrbar vermischen. Wie die Ruinen alter Zivilisationen zeugen ihre verstreuten Teilchen von einer alten, aber wirklichen Existenz.

Die ersten Spuren

Die Anfänge meiner Karriere als Therapeutikum reichen in eine Epoche zurück, in der die Menschen unseren Planeten noch als Große Mutter aus Erde und Felsgestein anbeteten. Damals galten wir Pflanzen noch als heilige Wesen, die man nicht grundlos und ohne Ehrfurcht schnitt.

Die meisten Experten sind sich einig, daß meine ältesten Vorfahren aus dem mittleren Orient stammen. Und wir dürfen annehmen, daß ich bereits im fünften Jahrtausend vor Christus im gesamten orientalischen Teil des Mittelmeerbeckens gebräuchlich war. Aber erst 1750 v. Chr. entdeckt man bei den Sumerern die ersten schriftlichen Zeugnisse von meiner therapeutischen Anwendung in Pillen aus Tonerde. In Ägypten finden sich dann Spuren meiner Präsenz im »Ägyptischen Heilmittelbuch« oder Papyrus Ebers, der ungefähr 1550 v. Chr. entstand. Manche haben behauptet, Spuren meiner Präsenz im alten Ägypten fände man bereits auf Vasen und Grabwänden, die aus dem vierten Jahrtausend v. Chr. datieren. Das muß aber noch bewiesen werden. Der Papyrus Ebers, in dem ich erwähnt werde, ist eine verläßlichere Quelle und berichtet über traditionelle Anwendungen, die bis ins 4. oder 5. Jahrtausend zurückreichen. Sie dürfen also getrost vermuten, daß Heilmittel, in denen ich Bestandteil war, bereits um diese Zeit verwendet wurden.

Die Ägypter scheinen eine gleichsam mystische Auffassung von meinen Kräften gehabt zu haben. Einer Überlieferung zufolge trug man mich als Weihegabe bei Bestattungszeremonien, wobei ich als Symbol der Erneuerung des Lebens galt. Ich begleitete den Pharao zu seiner letzten Ruhestätte im Tal der Könige. Und dort pflanzte man mich um die Pyramiden an, um den Weg der Pharaonen ins Reich der Toten zu markieren und sie während ihrer Reise dorthin zu ernähren. All dies ist sehr einleuchtend, denn auch heutzutage findet man ähnliche Sitten noch bei bestimmten Völkern Afrikas. In Ägypten pflegt man mich rund um Friedhöfe zu pflanzen; so erinnere ich jene an die Tugend der Geduld, die unter dem Verlust eines geliebten Menschen leiden.

Im gesamten mittleren Orient hat sich mein symbolischer und religiöser Wert im Lauf der Jahrhunderte nicht geändert. Die Mohammedaner hängten mich an die Tür ihrer Behausung, um kundzutun, daß sie ihre Pilgerreise nach Mekka unternommen hatten. Sie glaubten auch, der Prophet besuche die Häuser, an denen die Pflanze derart angebracht war. Und die abergläubischen Kinder Israels in Ägypten benutzten Aloe, um sich gegen böse Geister und Erscheinungen zu schützen.

Bis heute leben solche Sitten in Ägypten fort. Ich werde immer noch über der Tür eines neuen Hauses angebracht, um Wohlstand und Gesundheit anzuziehen. Derart des Wassers und der Erde beraubt, kann ich doch jahrelang weiterleben und sogar zur Blüte gelangen. Diese Bräuche scheinen aus der frühen Antike zu stammen. Schon in der Sprache des Landes Akkad, zur Zeit der Babylonier, bezeichnete mein Name *Si-bu-ru* einen Türschmuck.

Im alten Ägypten wurde ich, wie es das »Ägyptische Heilmittelbuch« belegt, nicht nur für religiöse und magische Zwecke verwendet. Dieses Buch erfaßt sowohl meine medizinischen als auch meine kosmetischen Anwendungen. Es werden verschiedene Arten der Aloe-Extraktion darin beschrieben, um Infektionen zu behandeln, die Haut einzureiben und Heilmittel auf Aloe-Basis herzustellen. Indes scheint alles darauf hinzuweisen, daß ich von den Ägyptern hauptsächlich als Abführmittel gebraucht wurde oder um Kopfschmerzen und Schnupfen zu behandeln. Für kosmetische Zwecke wurde ich zu Puder zerrieben, und man verwendete mich, um die Augen strahlender zu machen.

Einer Legende zufolge soll selbst Kleopatra auf diese Weise ihre Erscheinung gepflegt haben. Anscheinend badete sie auch in meinem Gel, um ihre Schönheit zu erhalten. Diese Geschichte gehört zweifellos ebenso in den Bereich der Legende wie ihre verhängnisvolle und betörende Schönheit (in Wirklichkeit besaß Kleopatra mehr Charme als Schönheit). Diese Gerüchte bezeugen gleichwohl mein hohes Ansehen bei den Damen der Antike.

Nicht so biblisch, wie man denkt

Viele Menschen haben von mir als einer »biblischen« Pflanze gesprochen und dabei auf bestimmte Passagen der Bibel geschielt, in denen das Wort »Aloe« vorkommt. In den *Numeri* (4. Buch Moses), Kapitel 24, Vers 6, findet sich beispielsweise folgende Passage: »Wie die Täler, die sich ausbreiten, wie die Gärten an den Wassern, wie die Aloebäume, die der Herr pflanzt ...« Aus dieser und anderen Bibelstellen schlossen manche Autoren, daß Gott selbst die Aloe gepflanzt habe. Das ist natürlich schmeichelhaft. Aber es bedeutet auch, voreilig Schlüsse zu ziehen. Das Wort, das hier mit Aloebaum übersetzt wurde, ist sehr wahrscheinlich verstümmelt, und im Zusammenhang gelesen könnte es sich einfach um einen robusten Baum der Region handeln.

In anderen Passagen, in denen das Wort »Aloe« vorkommt, ist ganz sicher ebensowenig von mir die Rede, beispielsweise im *Hohen Lied*:

»Meine Schwester, liebe Braut, du bist ein verschlossener Garten, eine verschlossene Quelle, ein versiegelter Born. – Du bist gewachsen wie ein Lustgarten von Granatäpfeln mit edlen Früchten, Zyperblumen mit Narden. – Narde und Safran, Kalmus und Zimt, mit allerlei Weihrauchsträuchern, Myrrhe und Aloe, mit allen feinen Gewürzen.«

Sehr wahrscheinlich dürfte es sich um Aloeholz oder *Agallochum* handeln, das ist das Harz eines in Tibet heimischen Baums der Aquilaria-Arten, der keine meiner Eigenschaften besitzt. Dieses »Aloeholz« importierten die Araber schon im Altertum in den gesamten mittleren Orient.

Eine Stelle des Johannes-Evangeliums (19,39) könnte sich jedoch durchaus und in der Tat auf mich beziehen. Dort wird berichtet, Nikodemus habe Myrrhe und Aloe zu dem Grab gebracht, in das Jesus gebettet wurde. Diese dienten zum Einbalsamieren des Leichnams. Das ist keineswegs überraschend, exportierten doch die Araber bereits den eingedickten harzigen Saft der Aloe nach Palästina. Diese Extrakte schmeckten zwar ziemlich widerlich, hatten aber einen angenehmen Geruch und eigneten sich, genauso wie die Myrrhe, hervorragend als Duftstoffe. Daher wohl rührt die Verwendung zum Einbalsamieren der Toten angesichts des sehr heißen Klimas in Palästina. Die christliche (Ur-)Gemeinde von Urfa (heute Südtürkei) stellte Räucherwerk aus mir her, das die Seele reinigen sollte. Die Priesterärzte der Antike glaubten außerdem, mein Duft übe eine schützende und heilende Wirkung auf den Körper aus. Später verwendeten die orthodoxen christlichen Gemeinden mich weiterhin als Räucherwerk.

Der Einfluß der arabischen Händler

Als erste beherrschten die Araber die Kunst, handelstaugliche Extrakte aus mir herzustellen. Mit den Füßen oder mit mechanischen Pressen traktierten sie meine Blätter, um daraus den Saft und das Mark auszupressen. Diese wurden dann in Säcke aus Ziegenhaut gefüllt und an der Sonne getrocknet. Dieser harzige Extrakt diente in der arabischen Welt vor allem als Abführmittel, aber es gibt auch Belege für weitere innerliche wie auch äußerliche Anwendungen.

In der Tat waren es wohl die arabischen Händler, die meinen Gebrauch in der griechisch-römischen Welt und in Asien verbreiteten. Einigen Quellen zufolge geht mein Name übrigens auf das arabische Wort *alloeh* zurück, das bedeutet »bittere und glänzende Substanz«.

Im Dienste Alexanders des Großen

Ein arabischer Autor des 10. Jahrhunderts berichtet, daß Aristoteles (4. Jh. v. Chr.), Lehrer und Mentor Alexanders des Grossen, diesem riet, die Insel Suqutra (im Indischen Ozean) zu erobern, wo dem Vernehmen nach eine Pflanze mit bermerkenswerten heilkräftigen Eigenschaften wuchs. Aristoteles versicherte ihm, mit dieser Pflanze könnten die Wunden seiner Krieger wirksamer behandelt werden. Bei der Pflanze handelte es sich um eine meiner regionalen Varietäten, wahrscheinlich die *Aloe perryi Baker*.

Alexander der Große machte sich daher auf, den Persern die Insel Suqutra wegzunehmen. Übrigens war dies anscheinend eines der erklärten Ziele seiner Expedition nach Indien. Auf dieser Insel im Süden Arabiens war ich der Dreh- und Angelpunkt einer ganzen Industrie und eines ausgedehnten Handels, bei dem die arabischen Händler eine herausragende Rolle spielten. Die Wahrheit dieser Anekdote ist schwer zu beweisen. Doch weiß man heute ziemlich sicher, daß Suqutra lange Zeit eine Drehscheibe der Aloe-Verarbeitung war und daß dort in einer griechischen Kolonie Aloe angebaut wurde.

Die Aloe in der griechisch-römischen Antike

Die Beharrlichkeit des Aristoteles ist nicht verwunderlich, denn auch sein Zeitgenosse HIPPOKRATES kannte mich gut und wußte meine diversen medizinischen Eigenschaften trefflich zu beschreiben. Schon in der griechisch-römischen Antike gehöre ich zum therapeutischen Rüstzeug – das bestätigen mehrere klassische Texte.

Um das Jahr 25 n. Chr. beschrieb der Heilkundige CELSUS die arabischen Methoden, Verdauungsstörungen mit Aloe zu behandeln. Etwa 74 n. Chr. erschien die *Materia medica* von PEDANIUS DIOSCORIDES, einem Arzt der römischen Armee. Während mehr als 1500 Jahren sollte dieses Werk eine der wichtigsten Darstellungen der Heilpflanzenkunde bleiben. In seiner Abhandlung beschreibt Dioscorides die Eigenschaften der *Aloe vulgaris*, einer der alten Namen für Aloe vera. Er begnügt sich nicht damit, auf meine abführenden Eigenschaften hinzuweisen, sondern erwähnt auch meine Fähigkeit, das Blut von Wunden gerinnen zu lassen, Prellungen, Hautabschürfungen und wunde Haut und Furunkel zu heilen, Augenschmerzen zu lindern, Haarausfall zu stoppen, Hämorrhoiden zu beseitigen, Genitalgeschwüre zu bessern usw.

Unter den antiken Zeugnissen findet sich auch eines der

medizinischen Schule der Salernianer, die in Salerno in Kampanien entstanden war. Diese Schule hat meine Eigenschaften in folgenden berühmten Worten zusammengefaßt:

Sie trocknet die Wunde, belebt das Fleisch.
Von der kranken Vorhaut benimmt sie den Krebs,
Reinigt von schlechten Säften die Augen, macht den Kopf frei,
Das verstopfte Ohr und die belegte Zunge.
Gibt einem schwachen Magen frische Kraft,
Hält das Ausfallen der Haare auf, gibt ihnen neuen Glanz.
Entschlackt die Leber und heilt die Gelbsucht.

In der gleichen Epoche widmete mir bei den Römern PLINIUS DER ÄLTERE einige Seiten in seiner *Naturgeschichte.* Zwar beschreibt er mich vor allem als Purgativum (starkes Abführmittel), aber er scheint meine anderen Eigenschaften zu kennen, z.B. daß ich Geburtsmale beseitigen kann. Er berichtet auch über eine Methode der Dysenterie-Behandlung, bei der Aloe mit Hilfe einer Klistierspritze verabreicht wird.

Daneben nennt er verschiedene Rezepturen, in denen ich meistens als Bestandteil vorkomme. Einige Beispiele: Um Haarausfall zu verhindern, verrührt man mich mit Wein und massiert mit diesem Gemisch die Kopfhaut. Gegen Blutungen im Mund oder Zahnfleischbluten werde ich mit Honig verrührt. Zur Beseitigung von Hämorrhoiden kombiniert man mich mit Weinessig. Und um Kopfschmerzen zu lindern, wird empfohlen, mich mit Rosenöl und Weinessig zu mischen. Das Rezept mit dem Honig sollten Sie wirklich ausprobieren. Es zeitigt nachhaltige Wirkung; die dem Honig traditionell zugeschriebenen desinfizierenden und wundheilenden Eigenschaften sind inzwischen anscheinend auch wissenschaftlich nachgewiesen. (Die traditionellen Verfahren, schlecht heilende Wunden durch Bestreichen mit Honig zum Abheilen zu bringen, wurden in unserer Zeit an verschiedenen europäischen Kliniken nachgeprüft. Es zeigte sich, daß diese Behandlung die Granulation neuen gesunden Gewebes fördert.)

Meine Verbreitung im asiatischen Raum

Vermutlich um das 6. Jh. v. Chr. begannen arabische Händler, mich in Indien, Tibet, Malaysia, auf Sumatra, in Westindien und später sogar in China bekannt zu machen. Übrigens soll mich der Apostel Thomas auf der Insel Suqutra kennengelernt und später in Indien, wo er das Evangelium verkündigte, zur Heilung von Kranken angewendet haben.

Wie dem auch sei, heute steht fest, daß ich schon früh in die Pharmakopoe der ayurvedischen Medizin, der traditionellen Medizin Indiens, aufgenommen wurde. Seit dem 4. Jh. v. Chr. werde ich in einigen medizinischen Texten erwähnt. Man nannte mich *Musabbar*, was sich vom altsemitischen *si-bu-ru*, d.h. »Pflanze zum Schmücken der Tür«, ableitet, und ich wurde nicht nur als Abführmittel verwendet. Man benutzte mich – und benutzt mich heute noch – als Tonikum und als Mittel gegen Würmer und zur Behandlung verschiedener Krankheiten, wie z.B. Hepatitis, Erbrechen, Fieber, Hautleiden, Asthma, Lepra. Die Inder begnügten sich nicht, mich in Form des importierten Extraktes zu verwenden, sondern benutzten auch meine frischen Blätter, sie tun es übrigens auch heute noch.

In der *ayurvedischen Medizin* bin ich seit alters her ein beliebtes Heilmittel, zumal die klimatischen Bedingungen dort sehr günstig für mich sind und ich auch frisch verwendet werden kann. Anders als die klassische Vier-Säfte-Lehre des Hippokrates geht der Ayurveda von drei Säften oder Doshas aus – Vata, Pitta und Kapha –, die aus der Kombination der fünf Elemente oder Energieformen Raum, Luft, Feuer, Wasser und Erde entstehen. *Vata dosha* bildet sich aus Raum und Luft und ist das flüchtigste Dosha. Vata entspricht allem, was der Bewegung dient: z.B. Atmung, Passage der Nahrung durch den Verdauungstrakt. *Pitta dosha*, aus Luft und Feuer, ist warm, durchdringend, ölig, flüssig, leicht und beweglich. Pitta entspricht dem Stoffwechsel, hormonellen und enzymatischen Prozessen usw. *Kapha dosha*, aus Erde und Wasser, ist kalt, schwer, dicht, langsam, süß und statisch. Kapha entspricht den festen Strukturen, z.B. Knochen, Muskeln usw. Die Ausprägung der verschiedenen Doshas bestimmt die körperliche und geistig-seelische Konstitution eines Menschen. Sind die drei Doshas im Gleichgewicht, dann ist der Mensch gesund. Die ayurvedische Medizin schreibt mir zu, daß ich die Harmonie zwischen den Doshas aufrechterhalte oder wiederherzustellen vermag.

Mein chinesischer Name lautet *Lu-hui* und ist klangähnlich mit dem arabischen »Alloeh«. Das ist keineswegs überraschend, denn die Chinesen scheinen mich vor allem in Form des Harzes, das die arabischen Händler importierten, gekannt zu haben. Schriftliche Zeugnisse belegen, daß ich in China während der Tang-, Song- und Ming-Dynastie (ca. 618 bis 1643) angewandt wurde, und zwar als Abführmittel, aber auch gegen Würmer, Ekzeme, Magenbeschwerden und verschiedene Verbrennungen. Noch am Anfang des 20. Jahrhunderts benutzte man mich bei Verbrennungen.

Meine Verbreitung in Afrika

Nicht nur in Ägypten kannte man mich gut, sondern auch im übrigen Afrika, wo das Klima stets sehr günstig für mich war. Der englische Botaniker M. Miller unternahm viele Expeditionen in Afrika, um die Aloe zu erforschen. Er widmete mir etliche Schriften, und mehrere Verwandte von mir tragen seinen Namen, z.B. Aloe arborescens Miller oder Aloe africana Miller. Es heißt, daß Miller am Kap der Guten Hoffnung auf Eingeborene gestoßen sei, von denen auch die ältesten noch eine phantastisch frische Haut hatten. Im Lauf seiner Beobachtungen entdeckte er, daß diese Eingeborenen das Gel einer Aloe-Art verwendeten, um ihre Haut zu reinigen und die Haare zu waschen. Heute nimmt man an, daß dieses Gel nicht nur eine adstringierende Wirkung auf die Poren der Haut hat, sondern außerdem gegen Sonnenstrahlen schützt, die ja zum großen Teil für die Falten verantwortlich sind.

Die europäischen Gelehrten tauften die Pflanze, aus der die Afrikaner ihre so wirksame flüssige Seife gewannen, »Aloe saponaria«. In diesem Wort steckt das lateinische *sapo*, Seife, also Seifenaloe.

Meine Verwandte Aloe saponaria diente aber nicht nur als Seife. Die afrikanischen Jäger rieben ihren Körper, bevor sie zur Jagd aufbrachen, mit dem Saft von Aloe saponaria ein, um das Schwitzen und den Menschengeruch zu unterdrücken. Sie benutzten den Saft auch gegen Kopfgrind und um Mücken zu vertreiben und die ganzen Blätter zur Behandlung von Wunden.

Der berühmte Forscher Sir Robert Burton berichtet, daß die in Äthiopien und in Kenia heimischen Galla mich um Grabstätten pflanzen. Wenn ich blühe, ist das für sie der Beweis, daß die verstorbene Person in die Gärten des Schöpfergottes Wak aufgenommen wurde.

Bei den Suto, einem anderen afrikanischen Stamm, herrschte die Sitte, daß bei einer Erkältung alle Dorfbewohner öffentlich in einem Sud aus Aloe badeten. Die südafrikanischen Bantu verwendeten ca. zwanzig Aloe-Arten, um Verbrennungen, Hautentzündungen, Bindehautentzündungen, Erkältungen, Geschlechtskrankheiten, Hämorrhoiden, Verstopfung und Verdauungsbeschwerden bei Wurmbefall zu behandeln.

Meine Verbreitung in Amerika

Zweifellos sind Mexiko, Zentralamerika und Südamerika die Länder, in denen ich am meisten verwendet wurde – und heute noch werde. In Kolumbien bestrichen die Eltern traditionell die Hände und Füße ihrer Kleinkinder mit meinem Saft, um sie gegen Insektenstiche zu schützen. Jahrhundertelang haben mich die Indianer in Zentral- und

Südamerika benutzt, um Verbrennungen, Nieren- und Blaseninfektionen und Entzündungen der Prostata zu behandeln sowie um die sexuelle Potenz zu steigern und das Leben zu verlängern.

Bei Indianern in Florida ist übrigens die Legende vom »Jungbrunnen« überliefert, einer Quelle, die inmitten einer Gruppe von Aloe-vera-Pflanzen sprudelte. Es heißt, daß betagte Menschen, die in dieser Quelle badeten, verjüngt wurden.

Auch bei den Maya von Yucatan sind zahlreiche Legenden und Geschichten über meine Anwendung überliefert. Die jungen Maya-Mädchen sollen ihr Gesicht mit meinem Saft eingerieben haben, um ihren zarten jungfräulichen Teint zu erhalten. Ebenso wird berichtet, daß die Mütter ihre Brustwarzen mit meinem bitteren Saft bestrichen, um ihre Säuglinge zu entwöhnen, und daß ich als Umschlag um den Kopf benutzt wurde, um Migräne zu lindern. Die Tradition solcher Anwendungen in Mexiko und im Süden der Vereinigten Staaten läßt darauf schließen, daß es sich um bewährte Verfahren handelte.

Der Einfluß der Jesuiten

In der subtropischen Neuen Welt erklären sich meine Anwesenheit und meine therapeutische Anwendung durch den Einfluß der spanischen und portugiesischen Jesuitenpatres, die im 15. und 16. Jh. den Erforschern der Neuen Welt folgten und ihr gründliches medizinisches Wissen mitbrachten. Sie kannten genau die alten Texte, in denen meine Eigenschaften erwähnt werden, und wußten, wie man mich anbaut und meinen frischen Saft verwendet. Was übrigens nicht verwundert, da ich in Spanien und Portugal prächtig gedeihe.

Außerdem brachten sie mich in Töpfen oder als Samen mit. Wohl deshalb hatte Christoph Columbus mir den Beinamen »Doktor im Blumentopf« gegeben. Manche transportierten mich auch einfach ohne Erde, denn schließlich kann ich so jahrelang überleben, nachdem man mich der Muttererde entrissen hat. Dies beruht vor allem darauf, daß ich in meinen typischen Blättern Feuchtigkeit speichern kann.

Die Jesuitenmissionare trugen dazu bei, mich zu verbreiten, indem sie mich anbauten und die Eingeborenen lehrten, meine vielfältigen medizinischen Eigenschaften zu nutzen.

Die Ärzte und die Chronisten, die Christoph Columbus begleiteten, glaubten mich auf Kuba und auf anderen Inseln der Karibik gesehen zu haben. Der Arzt Diego Alvarez Chanca, der bei Christoph Columbus' zweiter Überfahrt mitreiste, notierte 1494, daß auf Hispaniola (Kuba) »ebenfalls die Aloe wächst, aber nicht die Art, die wir von Spanien kennen. Nichtsdestoweniger gehören sie zu der Art, die wir Ärzte verwenden«.

An und für sich ist die Anwesenheit nicht überraschend, denn das dortige Klima ist ideal für mich. Allerdings beweist nichts, daß die ersten Erforscher der Neuen Welt wirklich Aloe gesehen hätten. Sie haben mich vielleicht ganz einfach mit der Agave verwechselt, die oft auch »amerikanische Aloe« genannt wird.

Somit bleibt das Rätsel meiner Herkunft ungelöst. Wo genau komme ich her? Wer hat mich in Amerika heimisch gemacht, wo sich zahlreiche Legenden um meine Anwesenheit ranken? Welche Händler oder untergegangenen Völker haben mich auf diesem riesigen Kontinent eingeführt, der vor langer Zeit von den übrigen Landmassen abgetrennt wurde? Manche Legenden verlegen meine Herkunft sogar ins sagenhafte Atlantis. Und von dort sollen mich hochentwickelte Wesen ihren barbarischen Nachbarn im Mittelmeerraum bekannt gemacht haben.

Hier verwischen sich die Spuren, und niemand scheint eine befriedigende Antwort geben zu können. Doch wo immer ich herkomme, eines ist sicher: dank den hamitisch-semitischen Völkern, insbesondere den Arabern, hat sich mein Ruhm über die ganze Welt verbreitet.

Andere Länder

Auf den Philippinen vermischte man mein Mark mit Wein, um ein Tonikum für die Haare (Haarwasser) herzustellen. Eine ähnliche Tradition auf Hawaii versichert, daß man dem Haarausfall Einhalt gebieten kann, indem man die Kopfhaut mit dem Gel aus meinen Blättern massiert. Und Berichten zufolge werde ich auf den Inseln in den Meeren des Südens benutzt, um Heilmittel gegen Arthritis herzustellen.

Auf Java, Curaçao, Jamaika, Barbados, den karibischen Inseln zählte ich immer zu den wichtigsten Heilpflanzen der Volksmedizin. Auch heute noch schreibt man mir weltweit so ziemlich die gleichen Eigenschaften zu: Linderung bei Verbrennungen, Verdauungsstörungen usw.

Auf Java werde ich verwendet, um bei Wunden und Entzündungen der Haut häßliche Narbenbildungen zu verhindern. Die Kubaner verarbeiten mich mit Rum und Zucker zu einem Heilmittel gegen Erkältungen.

Eine der Aloe-Hochburgen war lange Zeit Jamaika, wo die berühmte »Pferde-Aloe« in industriellem Maßstab hergestellt wurde, ein veterinärmedizinisches Präparat, mit dem außer Pferden auch Rinder behandelt werden konnten. Die Jamaikaner behandelten Kopfschmerzen, indem sie mich als aufgeschnittenes Blatt oder in Scheiben auf die Stirn legten.

Von der Legende zur Geschichte

Seit dem 15. Jahrhundert verläuft mein Schicksal zweigleisig. Auf der einen Spur erfülle ich weiterhin meine gewohnten Aufgaben dort, wo ich von Natur aus heimisch bin: im Mittelmeerraum, in Afrika, Asien, Südamerika, Mexiko, im Süden der Vereinigten Staaten, auf den karibischen Inseln ... Ein verborgenes, aber befriedigendes Schicksal im Schatten der strahlenden europäischen Zivilisation. Andererseits werde ich nach der Renaissance in den Norden Europas exportiert. Doch zerkleinert, gekocht, getrocknet und zu Harz oder Pulver reduziert, werde ich meiner meisten heilkräftigen Eigenschaften beraubt. Indessen erwerbe ich mir wissenschaftliches Ansehen und genieße in ganz Europa einen gewissen Ruf als Abführmittel.

Doch hier endet der dunkle Teil meiner Vergangenheit, und wir verlassen endgültig die berauschenden Nebel der Legende und ihre unbeweisbaren Gerüchte, um in die moderne Geschichte einzutreten.

Nordeuropa

Die arabischen, griechischen und römischen Schriften finden ihren Weg bis in die Zeit der Renaissance, und durch sie erfahren die Gelehrten, die Ärzte und Apotheker Nordeuropas von meiner Existenz. Lag es an der Ungenauigkeit oder an der schlechten Qualität dieser Texte oder vielleicht an dem mangelnden Sinn für wissenschaftliches Denken bei den zahlreichen Untersuchern, die sich mit mir beschäftigt haben: niemand hat anscheinend begriffen, wie wichtig es ist, daß ich ganz frisch verwendet werde.

Die gesamte gelehrte Welt scheint geglaubt zu haben, daß der aus tropischen Ländern importierte eingedickte Saft in Form von Harz oder als Pulver den gleichen universalen therapeutischen Wert besaßen wie das aus den frischen Blättern gewonnene gelförmige Mark. Mein Ruf als Allheilmittel erlitt dadurch einen schweren Schlag, und man engte mich vor allem auf die Rolle eines wirksamen, aber manchmal drastischen Abführmittels ein. Tatsächlich kann ich ziemlich heftige Wirkungen erzeugen, wenn nur der Saft verwendet wird, der unterhalb meiner Blattseiten fließt. Das war früher recht oft der Fall.

Dieser Ruf als Abführmittel verbreitete sich sehr rasch in ganz Nordeuropa, dann bis nach Nordamerika, und hält bis heute an, zumindest im Bereich der Schulmedizin. So wurde ich beispielsweise noch Ende der siebziger Jahre in der Pharmakopöe der Vereinigten Staaten vor allem als Abführmittel definiert, obwohl schon einige Jahrzehnte zuvor seriöse Forscher (u.a. Dr. C. E. COLLINS und Sohn) begonnen hatten, meine vielfältigen anderen Eigenschaften wiederzuentdecken und nachzuweisen.

Obwohl man mich offiziell auf meine Wirkung als Abführmittel beschränkt hatte, steht doch fest, daß man auch einige meiner anderen Eigenschaften zu nutzen wußte. Die wurden übrigens von unabhängigen Untersuchern bestätigt. In England etwa erkannte man meine Wirksamkeit bei Insektenstichen. In ganz Nordeuropa hat man mich hier und da als Tonikum bei der Auszehrung angewandt, einer lebensbedrohliche Erkrankung, die früher als unheilbar galt. Bleibt noch meine veterinärmedizinische Anwendung zu erwähnen, die auch heute noch populär ist. Äußerlich gebrauchte man mich als Umschlag, wenn ein Pferd lahmte, innerlich hauptsächlich als Wurmkur beim Weidevieh.

Der berühmte naturheilkundige Pfarrer SEBASTIAN KNEIPP, der Erfinder der Wasserkur, empfahl mich in der Kinderheilkunde zur Behandlung von Augenentzündungen. Man sollte die Augen der Kinder in Wasser baden, in dem Aloegel aufgelöst worden war.

In der Enzyklopädie von *Larousse* heißt es 1865 über mich: »häufig in der Medizin verwendet«. Neben meiner abführenden Wirkung wird dort erwähnt, daß ich tonisierend wirke und die Bildung von Magensaft und die monatliche Menstruationsblutung fördere. Ein anderes zeitgenössisches Lexikon berichtet, daß das Mark der Blätter von Suqutra-Aloe sich bei schwersten Verbrennungen bewährt hat.

Außer der besonders geschätzten Suqutra-Aloe wurde in Europa mit Aloe hepatica gehandelt, die wegen ihrer an Leber erinnernden rötlichen Farbe so heißt, sowie mit der Pferde-Aloe, die nur in der Veterinärmedizin verwendet wird. Letztere ist praktisch ein Konzentrat aus den Rückständen der Gewinnung der beiden anderen.

Einige nichtmedizinische Anwendungsbereiche

Parallel zu diesen medizinischen Anwendungen haben die Menschen es verstanden, mich für weitere Nutzanwendungen zu entdecken. So benutzten mich im 19. Jahrhundert die englischen Bierbrauer, um zum großen Teil den Hopfen beim Bierbrauen zu ersetzen. Um 1850 begann man, mich zum Färben von Wolle, Baumwolle und Seide zu verwenden. Dies gelang mir perfekt, und ich brachte zahlreiche Farbnuancen zustande – violett, gelb, braun, hellrot usw. Wegen meiner Haltbarkeit war ich auch ein ein ausgezeichneter Farbstoff für die Malerei.

Die Indianer auf Guayana gewinnen aus bestimmten Unterarten von mir ein sehr festes Garn, aus dem Hängematten, Handschuhe, Segel und Strümpfe angefertigt werden. Auf Jamaika wiederum fanden die Indianer heraus, daß eine Kombination aus Aloeharz und anderen Substanzen sich hervorragend eignete, um den Rumpf ihrer Boote vor Befall durch Würmer zu schützen. Diese Anwendung sollte heutzutage, da man sich bemüht, nichttoxische Werkstoffe zu verwenden, wieder zu Ehren kommen.

In einem ganz anderen Zusammenhang fertigen die Bantu in Afrika eine Art Schnupftabak aus den getrockneten oder zu Asche verbrannten Blättern bestimmter Aloe-Arten, darunter Aloe marlothii. Die Häufigkeit des Nasennebenhöhlenkarzinoms bei den Bantu erklären manche Forscher mit dieser Sitte des Schnupfens. Glücklicherweise kommt dieser Fall, daß ich der menschlichen Gesundheit Schaden zufüge, nur sehr selten vor.

Lebenselixier

In Europa bin ich interessanterweise Bestandteil mehrerer Rezepturen für Lebenselixiere geworden. Das allererste Aloe-haltige Lebenselixier war zweifellos das *Elixir proprietatis* des berühmten Alchimisten und Arztes Paracelsus. Die genaue Zusammensetzung ist nicht überliefert, doch weiß man, daß es neben den Hauptbestandteilen Myrrhe und Safran auch Aloe-Tinktur enthielt.

Sehr bekannt ist auch das Lebenselixier des schwedischen Arztes Dr. Yernest, der im Alter von 104 Jahren an den Folgen eines Reitunfalls starb. Das Rezept für dieses Elixier war seit mehreren hundert Jahren ein Familiengeheimnis. Yernests Vater wurde 107, seine Mutter 112 Jahre alt. Einer der Vorfahren soll gar 130 Jahre alt geworden sein. Inzwischen ist die Rezeptur bekannt, sie lautet:
Eine Unze Soccotra-Aloe, je ein Gros Zitwerwurzel, Enzianwurzel und vom besten Safran, ein Gros feine Rhabarberwurzel, ein Gros

Lärchenschwamm, ein Gros venezianischer Theriak wird mit einer Pinte gutem Branntwein vermischt. Laß es zehn Tage lang ziehen, filtriere es ...« usw.

Der schwedische Doktor versicherte: »Täglich des Morgens 7 bis 8 Tropfen dieses Heilmittels in Wein, Tee oder Bouillon genommen, und man lebt lange, ohne einen Aderlaß oder einen Arzt zu brauchen. Das Wunderbare daran ist, daß dieses Mittel für alles gut ist.« Das heute unter dem Namen Schwedenkräuter bekannte Elixier hat ziemlich die gleiche Zusammensetzung.

Die Tatsache, daß ich Bestandteil von Lebenselixieren wurde, ist insofern interessant, als dies mit einem verbreiteten alten Mythos übereinstimmt, demzufolge ich mit ewiger Jugend oder gar Unsterblichkeit assoziiert werde, wie z.B. bei den nordmarikanischen Indianern oder bei den alten Ägyptern. Mythos und Symbol, das von einem so breiten pharmakologischen Anwendungsbereich zeugt wie bei Salbei, Ginseng, Coca und einigen anderen. Aber auch Mythos und Grenze, die mir eine irreale Göttlichkeit zuweist und mich hindert, auf natürliche Weise zu wirken.

Es ist höchst bedauerlich, daß die Menschen auf diese erlesenen Pflanzen so übertriebene Hoffnungen gesetzt haben, den unaufhaltsamen Lauf der Zeit zu transzendieren. Das gleiche haben sie mit allen großen Lehrern und Propheten getan: Indem sie diese vergöttlichten und ihnen alle Tugenden zuschrieben, haben sie ihre Weisheit unerreichbar und unanwendbar gemacht.

Wie dem auch sei, auch wenn ihr wissenschaftlicher und historischer Wert fraglich ist, bestätigen alle diese ägyptischen, griechischen, römischen, arabischen oder chinesischen Zeugnisse meine Allgegenwart im Lauf der Geschichte. Außerdem zeigen sie, daß die Alten bereits ein recht klares Bild von meinen vielseitigen Eigenschaften hatten. Eigenschaften übrigens, die zunehmend von neuesten Untersuchungen bestätigt werden. Wie sagt doch das Sprichwort: »Wo Rauch ist, da ist auch Feuer.« Und damit kommen wir zu der großen Frage. Wie kann man erklären, daß ein Heilmittel jahrhundertelang bei den gleichen Indikationen und mit dem gleichen Vertrauen von mehreren Völkern angewandt wurde, die kulturell wie geographisch völlig voneinander isoliert waren?

Diese Aura des Allheilmittels hat mir leider einen schlechten Ruf eingebracht und bewirkt, daß man mich oft mit den Praktiken von Scharlatanen in Verbindung bringt. Klar ist es verdächtig vorzugeben, alles heilen zu können. Einzig die Arzneispezialitäten sind im Universum der modernen Medizin zitierwürdig. Mit dem Beginn des 20. Jahrhunderts habe ich mich daher »mit Wurzeln und Blättern« der Prüfung durch jene Männer und Frauen im weißen Kittel ausgeliefert, von denen heute weitgehend meine Zukunft als Heilpflanze abhängt.

Damit beende ich das Curriculum vitae meiner langen therapeutischen Karriere. Neben den Legenden, Vermutungen und Zeugnissen der Anwender – mehr oder weniger qualifizierten Leuten – werden Sie, liebe Leserin und lieber Leser, auf den folgenden Seiten erfahren, in welchem Umfang ich offiziell (oft mit großem Erfolg!) untersucht worden bin, um zu Recht einen Platz in den Wörterbüchern der Medizin beanspruchen zu können.

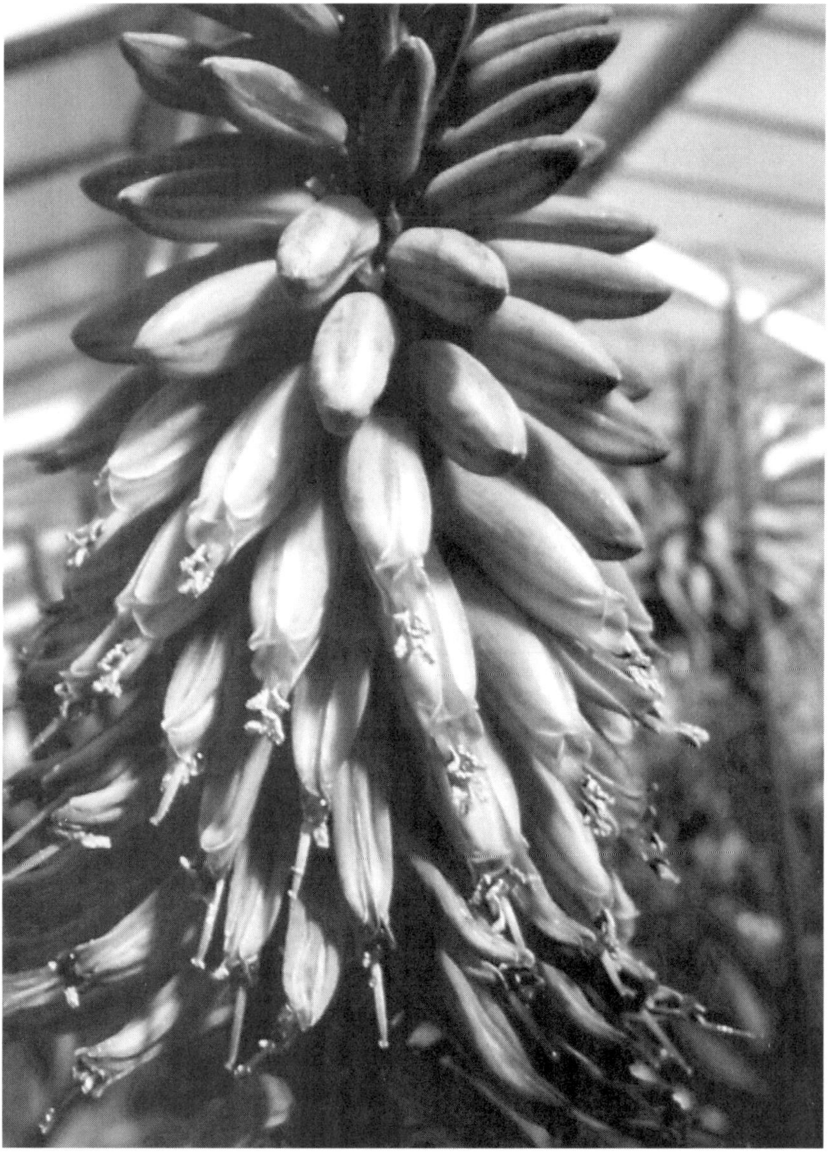

Blütenstand der Aloe vera.

2. Kapitel

Die Aloe in der Sicht der modernen Naturwissenschaft

Im 20. Jahrhundert sollte sich die Forschung über Aloe vor allem in Rußland und in den Vereinigten Staaten von Amerika abspielen. Die sowjetische und die amerikanische Forschung unterscheiden sich hauptsächlich in einem Punkt. Das Interesse der Russen richtet sich vor allem auf die *Aloe arborescens Miller*, die in den subtropischen Feuchtgebieten am Schwarzen Meer in Transkaukasien angebaut wird. Trotz des subtropischen Klimas sind die Winter in dieser Region relativ hart, so daß die Pflanzen geschützt überwintern müssen und keine große Ausbeute für kommerzielle Zwecke möglich ist. Die Russen haben deshalb begonnen, *Aloe striatula* anzubauen, die etwa die gleichen therapeutischen Eigenschaften wie A. arborescens besitzt, aber kälteresistent ist und im Freien überwintern kann. Die amerikanischen Forscher dagegen befassen sich vor allem mit der *Aloe barbadensis Miller* (auch *Aloe vera Linné* genannt), die seit langem im Süden der USA massenhaft wächst.

Bemerkenswert ist an der modernen Forschung, daß sie sich nicht damit begnügt, die herkömmlichen, aus südlichen Ländern importierten Extrakte zu untersuchen. Diese werden meist unter ziemlich primitiven Bedingungen aus dem Saft unter der Schale der Blätter hergestellt. Die Russen und die Amerikaner analysieren die Eigenschaften der frischen Pflanze, und zwar sowohl den Saft als auch das Mark im Inneren des Blattes. Außerdem ist es der modernen Forschung gelungen, wirksamere und hygienischere Konservierungsverfahren zu entwickeln.

A. Die Forschung in der ehemaligen Sowjetunion

Offizielle Stellung in der sowjetischen Pharmakopöe

Fast unbemerkt von der Forschung in den westlichen Ländern haben die sowjetischen Forscher systematisch die Eigenschaften der traditionellen Heilpflanzen untersucht, und zwar weitaus gründlicher, als es die westlichen Forscher getan haben!

Für dieses Phänomen gibt es mehrere Gründe. Einerseits hat die marxistische Ideologie die Forscher gehindert, die volkstümliche Medizin einfach in Bausch und Bogen zu verwerfen, während der »bourgeoisen« Medizin oft mißtraut wurde.

Andererseits gab es in der Sowjetunion nicht die hemmungslose Konkurrenz zwischen den Arzneimittelherstellern wie im Westen. Diese Konkurrenz zwingt die Forscher, sich von bekannten Heilmitteln abzuwenden, um neuartige Medikamente zu entwickeln. Daraus resultiert die Notwendigkeit, extrem kostspielige Forschung zu betreiben. Die Herstellung der traditionellen Heilmittel ist vergleichsweise kostengünstig, und das bedeutet einen großen Vorteil für ein Land, das mit furchtbaren wirtschaftlichen Problemen zu kämpfen hat.

Diese Begünstigung der Heilpflanzen hatte in der UdSSR unter anderem zur Folge, daß die Aloe systematisch von ISRAEL BREKHMAN, dem Direktor des Instituts für biologisch wirksame Substanzen in Wladiwostok, erforscht werden konnte. Brekhman ist einer russischen Forscher, der sowohl die russischen wie chinesischen traditionellen Heilpflanzen am gründlichsten untersucht hat. Durch ihn ist der *Ginseng* wieder zu Ehren gekommen, er hat *Eleutherococcus*, einem Efeugewächs und sibirischen Pendant des Ginseng, den Adelsbrief verliehen. Beide Pflanzen sind übrigens integrierender Bestandteil der angewandten Medizin in Rußland. Sie werden Menschen verabfolgt, die ungewohnte Leistungen erbringen müssen. Berichten zufolge erhielten die Kosmonauten während der Weltraumflüge Präparate aus diesen Pflanzen, um die Kinetose zu bekämpfen. Die Fachleute sind derart von der stimulierenden Wirkung überzeugt, daß der Einsatz der Pflanzen im Rahmen sportlicher Wettkämpfe als Doping gilt und verboten ist. Jedenfalls ist es Brekhman und einigen anderen zu verdanken, daß die Aloe einen offiziellen Platz in der sowjetischen Pharmakopöe einnimmt.

Filatov und die biogen stimulierte Aloe

Der große russische Augenarzt WLADIMIR P. FILATOW (1875 – 1956) hatte genau wie Brekhman das Anliegen, chemischpharmazeutische Therapie und Naturheilkunde miteinander zu versöhnen. Dies führte ihn dazu, die Aloe zum festen Bestandteil seiner berühmten Gewebetherapie zu machen: »Ich habe eine Gewebetherapie entwickelt, die wie eine Schocktherapie funktioniert. Sie nutzt bestimmte Substanzen unbekannter Natur, die in pflanzlichen oder tierischen Geweben durch Konservierung in Kälte und Dunkelheit entstehen. Diese biogenen Stimulatoren werden auch in den Geweben der Agave und der Aloe gebildet.«

Zehn Tage lang konservierte Filatow Aloeblätter bei Dunkelheit und einer Temperatur von –3°Celsius. Dann wurden die Blätter zerstoßen, um den Saft zu extrahieren. Es folgen verschiedene komplizierte Verarbeitungsprozesse, bis schließlich Filatows *biogen stimulierte Aloe* fertiggestellt war. Nach Filatows Theorie muß ein Organismus, der kritischen Bedingungen ausgesetzt wird, seine biochemische Struktur reorganisieren, um zu überleben. Dabei entwickelt er sogenannte biogene Substanzen, die ihm neue Eigenschaften verleihen. Bei Injektion in einen lebenden Organismus erzeugt die derart modifizierte Aloe Wirkungen, die denen der üblichen Heilmittel auf Aloe-Basis überlegen sind.

Nach Filatows Überzeugung übten Präparate aus biogen stimulierter Aloe eine unspezifische Reizwirkung auf den Organismus aus, die ihn insgesamt revitalisiert und die Wirksamkeit der klassischen Behandlungen verstärkt. Schon sehr früh hatte Filatov erkannt, wie wichtig ein gesundes Immunsystem ist.

Im Bewußtsein seiner Entdeckung begann er mit Erfolg, verschiedene therapieresistente Krankheiten zu behandeln. 1945 veröffentlichte er eine Studie, in der er über die günstige Wirkung biogen stimulierter Aloe bei *Leishmaniose* berichtet, einer parasitären Erkrankung durch Protozoen. Die meisten Leishmanien befallen die Haut und Schleimhaut (z.B. Orientbeule in den Tropen und brasilianische und mexikanische Leishmanien), eine seltenere Erregergruppe befällt innere Organe.

Mehrere sowjetische Forscher sollten Filatows Untersuchungen über die biologisch stimulierte Aloe bestätigen. Unter ihnen der Mediziner S. M. Pawlenko, der 1953 die positive Wirkung dieser Zubereitung der Aloe auf die Reflexe des zentralen Nervensystems hervorhob. Von da an erarbeiteten die russischen Ärzte eine Fülle von Anwendungen der Aloe bei Erkrankungen, an denen eine chronische Irritation des Nervensystems beteiligt ist: bei Ulzera, Gefäßspasmen, Kontrakturen, Bluthochdruck, Schlafstörungen usw.

Die biogen stimulierte Aloe kann sogar dazu beitragen, Störungen der Motorik zu bessern. In diesem Sinn wandten zwei Schüler Filatows, die russischen Mediziner Woljanski und Kurakose, biogen stimulierte Aloe-Extrakte an, um Entzündungen der Nervenwurzeln im Bereich der Lendenwirbelsäule und des Kreuzbeins zu behandeln. Mit Analgetika kombiniert, konnten der Schmerz und motorische Probleme durch biogen stimulierte Aloe rasch beseitigt werden, z.B. bei einer Ischias mit Lähmungserscheinungen.

Im Westen ist diese Art der Behandlung mit Aloe leider noch fast unbekannt. Bezugsquellen für biogen stimulierte Aloe finden Sie im Anhang dieses Buches. Dort ist auch auf lesenswerte Literatur zum Thema Aloe hingewiesen.

B. Die Aloe-Forschung in den Vereinigten Staaten und anderswo

Eine revolutionäre Therapie bei Strahlenschäden

Im Westen erfolgte der erste große Durchbruch für die Aloe 1934 in den USA mit den Arbeiten der Mediziner C. S. Collins und Creston Collins. Sie behandelten Patienten mit Aloe, die unter schweren Hautreaktionen infolge Röntgenbestrahlung litten.

Damals war die Technik der Röntgenbestrahlung noch einigermaßen primitiv und ging nicht ohne schlimme Folgen für die Haut ab. Geschwüre und Hautabschuppungen waren an der Tagesordnung. Angesichts der Schwierigkeit, wenn nicht mitunter sogar der Unmöglichkeit, diese Hautentzündungen durch konventionelle Behandlung zu bessern, mußten die Ärzte auf Hauttransplantationen zurückgreifen, eine schmerzhafte, teure Methode, die oft keinen Erfolg zeitigte.

Dr. Collins und sein Sohn begannen nun, diese Art der Verbrennung mit frischen Aloe-vera-Blättern zu behandeln. Das schleimige Gel wurde zerstampft, dann großzügig auf die Haut aufgetragen und mit Verbänden fixiert. Solange wie nötig wurde die Behandlung alle zwei Stunden wiederholt. Die beiden Collins stellten fest, daß eine rasche Linderung eintrat, ohne daß es zu Nebenwirkungen kam.

Ein verzweifelter Fall

In einer Ausgabe des *American Journal of Roentgenology and Radium Therapy* beschrieben Collins und Collins 1935 den Fall einer 31jährigen Frau, bei der eine Überdosierung von Röntgenstrahlen eine schwere Hautentzündung hervorgerufen hatte. Auf der linken Seite der Stirn war eine 4 mal 8 cm große schuppende Hautfläche (auch ein Teil der behaarten Kopfhaut war betroffen), aus der eine seröse Flüssigkeit sickerte. Von dieser Stelle ging ein so starker beständiger Juckreiz aus, daß die Patientin nachts Baumwollhandschuhe tragen mußte, um die beschädigte Haut nicht im Schlaf blutig zu kratzen. Bevor sie zu Dr. Collins kam, hatte sie bereits drei Ärzte vergebens konsultiert, die ihr die damals übliche Behandlung verschrieben hatten. Dr. Collins seinerseits hielt ein Hauttransplantat für unabdingbar, gab aber der Patientin eine reichliche Portion frischer Aloeblätter mit, die sie auf der gereizten Haut anwenden sollte, womit er den Juckreiz zu beseitigen hoffte. 24 Stunden später berichtete die Patientin, daß das Brennen und Jucken vollständig verschwunden seien. Darauf riet ihr der Arzt, mit dieser Behandlung fortzufahren, und beschloß, die Hauttransplantation zu verschieben. Einen Monat danach hatte sich die Haut der Stirn und der behaarten Kopfhaut vollständig regeneriert, die Haare waren nachgewachsen, die Hautsensibilität hatte sich völlig normalisiert, und es blieb keine Narbe zurück. Als der Sommer kam, bräunte sich die vormals beschädigte Haut der Patientin ganz normal.

Der eigentliche Grund für die Renaissance der Aloe vera

Es hat weitere klassische Forschung gegeben: Im Auftrag der Amerikanischen Atomenergiekommission führten LUSHBAUGH und HALE 1953 Tierexperimente durch, deren Ergebnisse sie in der Fachzeitschrift *Cancer* veröffentlichten: Bei 10 Kaninchen erzeugten sie künstlich Geschwüre, indem sie die Tiere hohen Dosen von ß-Strahlen aussetzten. Bei den mit Aloe vera behandelten Versuchstieren heilten die Ulzera innerhalb von zwei Monaten ab, während sie bei den nicht behandelten Tieren auch nach vier Monaten noch nicht beseitigt waren.

Es ist interessant zu beobachten, daß hier eine so »altmodische« Pflanze wie die Aloe über einen der modernsten und wichtigsten Aspekte unserer Epoche – Strahlen – wieder in den Vordergrund der pharmazeutischen Forschung rückt. Seit den beiden Collins befaßte sich die Aloe-Forschung, und zwar seit zwanzig Jahren, im wesentlichen mit der Anwendung der Pflanze bei Strahlenfolgen, sei es infolge von Röntgenstrahlen oder Radioaktivität. Wäre nicht die zähe Ausdauer einiger Forscher gewesen, die sich der Ohnmacht der Medizin auf diesem Gebiet bewußt waren, dann hätte man mit Sicherheit weniger Zeit und Geld in die Aloe investiert. Im übrigen ist es bemerkenswert, daß auch die russischen Forscher die Möglichkeiten der Aloe auf diesem wichtigen Feld intensiv untersucht haben.

Letztlich zeugt diese Forschungsvielfalt von der zunehmenden Beunruhigung der Regierungen und der Wissenschaftler hinsichtlich der Folgen radioaktiven Fallouts nach einem Atomkrieg. Lassen wir den Forscher Bill Coats zu Wort kommen, der sich so intensiv mit der Aloe befaßt hat: »Stellen Sie sich nur einen Augenblick vor, wie vielen Strahlenopfern in Hiroshima und Nagasaki schwere chirurgische Eingriffe und Entstellungen hätten erspart werden können, wenn man sie mit frischem Aloe-vera-Gel oder einem Aloe-Präparat behandelt hätte.«

Weitere neue therapeutische Anwendungen

1937 und 1939 erweiterte Dr. J. E. Crewe die Anwendungspalette der Aloe. Außer den chronischen Ulzera behandelte er auch Sonnenbrand, Pruritus vulvae, Ekzeme an den Handflächen, Verbrennungen durch kochendes Wasser, kleinere Verbrennungen und bestimmte allergische Reaktionen, z.B. auf Giftsumach (Rhus toxicodendron) mit Aloe-Gel.

Manche Ärzte erkannten auch schon früh, wie wichtig es ist, die frischen Blätter zu verwenden. In seinem 1938 veröffentlichten Buch *X-Rays and Radium in the Treatment of Diseases of the Skin* (»Röntgenstrahlen und Radium in der Behandlung von Erkrankungen der Haut«) erklärt George M. MacKee, es sei, »um befriedigende Ergebnisse zu erzielten, anscheinend notwendig, frische Blätter zu verwenden«, und daß sich die »handelsüblichen Präparate, die Aloe-vera-Gel enthalten, bisher als unbefriedigend erwiesen« haben. Hier ist freilich anzumerken, daß in den dreißiger Jahren kommerzielle Aloe-Präparate nicht befriedigend stabilisiert werden konnten.

In den sechziger und siebziger Jahren wurden mehrere Studien mit sehr kleinen Fallzahlen über erfolgreiche Aloe-Anwendungen publiziert, von denen ich nur einige erwähnen will: Zwölffingerdarmgeschwür, 18 Fälle, von denen 17 vollständig ausheilten; bakterielle Infektionen durch Staphylokokken und Salmonellen; Unterschenkelgeschwüre, Akne, Haarausfall; unterstützend als subkutane Injektion bei Blutungen in den Glaskörper des Auges. Beachtung verdient auch die lokale Anwendung von Aloe-Extrakten bei Ulzera der Hornhaut des Auges.

Die Aloe lebt

Die älteren Untersuchungen und therapeutischen Anwendungen der Aloe erschienen einigen Pharmazeutika- und Kosmetikaherstellern vielversprechend genug, um Produkte auf Aloe-vera-Basis herzustellen. Sogar die Russen brachten 1958 eine Rezeptur mit 78 Prozent Gel auf den amerikanischen Markt, das bei Hautreizungen empfohlen wurde. Die Unmengen von Präparaten und Salben wurden oft von einer ausufernden Werbung begleitet, die ernster wissenschaftlicher Grundlage entbehrte. Selbstverständlich kann man nicht mit Hilfe von Bibelzitaten, Anwenderzeugnissen und Anekdoten beanspruchen, alles zu heilen, ohne zuweilen heftiges Mißtrauen zu wecken.

In den achtziger Jahren gelang es der Aloe vera glücklicherweise, das Fegefeuer der magischen Pflanzen zu verlassen und endlich in das Paradies der mehr oder weniger offiziellen Anerkennung aufgenommen zu werden. Die amerikanische Ärzteschaft gab ihr anfängliches Mißtrauen gegenüber der Aloe vera auf und begann, sich für die vielfältigen therapeutischen Möglichkeiten dieser alten Heilpflanze zu interessieren.

Vor allem wurde nachgewiesen, daß bestimmte schwere Folgen der Zuckerkrankheit gut auf Aloe ansprechen. Ein weiterer traditioneller Wirkungsbereich, der bei den modernen Forschern zu neuen Ehren kommt, ist die Arthritis. Außerdem wurde entdeckt, daß Aloe saponaria, eine afrikanische Varietät, einen Wirkstoff enthält, der möglicherweise die Herzfunktion stimuliert. Eine weitere Entdeckung der achtziger Jahre ist die bislang unbekannte Eigenschaft der Aloe vera, Atherosklerose günstig zu beeinflussen.

Vollständig in der Moderne gelandet ist die Aloe, seit man herausfand, daß sie bei bestimmten Begleiterscheinungen der Immunschwäche Aids eine günstige Wirkung entfalten kann.

In den USA haben sich Aloe-Produzenten und Hersteller von Aloe-vera-Präparaten 1981 zusammengeschlossen, um Produktionsnormen zu erarbeiten und zu verhindern, daß unseriöse Hersteller unbeweisbare Behauptungen auf die Etiketten ihrer Produkte drucken. Dieser *National Aloe Science Council* oder *NASC* ist die maßgebliche Autorität, auch wenn ihr nicht alle Firmen als Mitglied angehören. Der *NASC* bemüht sich, verläßliche Tests zu entwickeln, und hat es verstanden, mit der allmächtigen *FDA* (der amerikanischen Arzneimittelbehörde) in einen fruchtbaren Dialog zu treten. Inzwischen hat der *NASC* internationalen Status erworben und seinen Namen in *International Aloe Science Council* oder *IASC* geändert.

ZWEITER TEIL

Therapeutische Anwendungen der Aloe

3. KAPITEL

Wie wird Aloe angewandt? Allgemeine Hinweise

Sie möchten gerne Aloe vera ausprobieren – sei es aufgrund von Werbung, von begeisterten Empfehlungen aus Ihrem Freundeskreis oder weil Sie angefangen haben, dieses Buch zu lesen. Nun gehen Ihnen aber automatisch mindestens drei Fragen durch den Kopf:

- Wie wird diese außergewöhnliche Pflanze verwendet?
- Gibt es Gegenanzeigen? Wenn ja, welche?
- Welches Aloe-Präparat soll ich benutzen?

In diesem Kapitel werde ich zunächst die beiden ersten Fragen beantworten und Ihnen das ABC der Aloe-Anwendung beibringen. Falls Sie an weiteren Einzelheiten oder wissenschaftlicher Information über ein bestimmtes gesundheitliches Problem interessiert sind, suchen Sie im alphabetischen Stichwortverzeichnis am Ende des Buches und lesen auf der angegebenen Seite nach.

Was die verschiedenen Handelspräparate betrifft, steht es mir nicht zu, bestimmte Produkte besonders zu empfehlen. Ich werde Ihnen bloß eine Vorstellung vermitteln, welche verschiedenen Produkte aus der Aloe-Pflanze hergestellt werden. Außerdem werde ich Ihnen erklären, wie Sie die Etiketten lesen müssen, damit Sie nicht auf die erstaunlichen Versprechen bestimmter Hersteller hereinfallen. Davon wird außer in diesem auch im 6. Kapitel (Aloe vera in der Kosmetik) die Rede sein.

Sie müssen unterscheiden lernen

Wenn von Anwendungen und Gegenanzeigen der Aloe die Rede ist, müssen Sie stets zwischen folgenden Produkten unterscheiden:

1. Pharmazeutische Aloe, also die arzneiliche Droge (Kap-Aloe, Soccotra-Aloe, Curaçao-Aloe) und offizinelle Zubereitungen (Tinktur, etc.), die aus dem Saft gewonnen werden;
2. die daraus hergestellten homöopathischen Verdünnungen;
3. das schleimige Gel aus dem frischen Blatt (Mesophyll) der Aloe vera (oder der örtlichen Varietäten);
4. aus dem schleimigen Gel des frischen Blattes extrahiertes, industriell aufbereitetes Gel oder Saft, die je nach Hersteller korrekt konserviert werden oder nicht.

1. Anwendung der pharmazeutischen Aloe

Die pharmazeutische oder offizinelle Aloe entsteht durch traditionelle Verarbeitung, bei der eine Konservierung des unter den Blattseiten der Aloe enthaltenen gelblichen Saftes erfolgt. Bei diesen Verfahren kommt es zu einer Oxidation, die eine Kristallisation des Wirkstoffs Aloin fördert, der je nach Dosierung giftig wirkt oder eine Reizwirkung entfaltet. Pharmazeutische Aloe gibt es in Form von Harz,

Pulver oder Pillen. Die Pillen enthalten oft weitere pflanzliche Wirkstoffe.

Heute wird die pharmazeutische Aloe viel seltener verwendet als noch in den 40er Jahren. Die reine Droge ist sogar mitunter schwer aufzutreiben. Dennoch stelle ich Ihnen die Indikationen und Gegenindikationen zusammen. Dann können Sie auch die breite therapeutische Palette des frischen Blattes und der modernen Präparate aus stabilisiertem Aloe-vera-Gel besser würdigen.

a) Innerliche Anwendung

Der Schulmedizin gilt die Droge Aloe in erster Linie als Abführmittel. Die Droge wirkt vor allem auf den Dickdarm und löst innerhalb von 8 bis 10 Stunden eine Darmentleerung aus. Besonders nützlich ist die pharmazeutische Aloe bei chronischer Obstipation, da sie nicht zur Gewöhnung (mit der bekannten Dosissteigerung) führt.

Bei akuter Verstopfung ist die Aloe indessen kein gutes abführendes Mittel. In der Tat ist die in diesem Fall erforderliche Dosis so hoch, daß sie zu einer Blutüberfüllung in den Beckenorganen führt, was bei Frauen Menstruationsblutungen außer der Reihe und sogar eine Fehlgeburt auslösen kann.

In geringer Dosis wirkt die Aloe appetitanregend, tonisierend und verdauungsfördernd. Niedrige Aloe-Dosen mit Eisengaben werden bei Blutarmut empfohlen.

b) Äußerliche Anwendung

Aloe-Tinktur ist ein gutes Wundheilungsmittel. Auch bei Verbrennungen ist sie nützlich.

Gegenanzeigen der pharmazeutischen Aloe:
Nicht anwenden, wenn Sie Durchfall haben, an Herzbeschwerden, Krampfadern oder Hämorrhoiden leiden oder wenn Sie schwanger sind.

2. Anwendung der homöopathischen Aloe

In homöopathischer Verdünnung wirkt die Aloe hauptsächlich stopfend, was bei der Behandlung der Diarrhoe oder der Dysenterie nützlich sein kann. Prinzip der Homöopathie ist ja das *Similia similibus curentur*, das heißt, eine Krankheit wird mit einer verdünnten Dosis (einer sogenannten Potenz) eines Wirkstoffs behandelt, der beim Gesunden die gleichen Symptome, an denen der Kranke leidet, hervorruft. Es wird also Gleiches mit Gleichem oder das Übel mit dem Übel, freilich in winziger Dosis, behandelt. So kommt es, daß die pharmazeutische Aloe, die normalerweise ein Abführmittel ist, nach den Regeln der Homöopathie verdünnt, stopfend wirkt. Daher also die Anwendung bei Durchfall und Dysenterie.

Einige Homöopathen nennen weitere Indikationen für die Aloe:

- Schwere-, Hitze- und Völlegefühl im Leib;
- Schweregefühl in Unterleib und Mastdarm;
- unwillkürlicher Stuhlabgang oder kleine Fäzesmengen bei Abgang von Blähungen (Insuffizienz des Schließmuskels; man weiß nicht, was nach außen drängt: Blähungen oder Fäzes);

- feste Fäzes können nicht gehalten werden;
- Hämorrhoiden, die sich bei der Defäkation nach außen drücken, bluten und sehr schmerzhaft sind;
- Ischias im Wechsel mit Kopfschmerzen und Hämorrhoiden;
- Kopfschmerz hinter den Augäpfeln mit dem Bedürfnis, die Augen zu schließen.

3. Verwendung des frischen Aloeblattes

Grundsätzlich hat das frische Blatt stärkere Wirkungen als Extrakte von Aloe vera, und wenn sie noch so gut konserviert sind. Es ist daher ideal, die frische Pflanze zu verwenden. Sollten Sie zu Hause noch keine Pflanze halten, kaufen Sie eine. Sie werden es nicht bedauern. Sie ist nicht nur sehr dekorativ, sondern wird Ihnen früher oder später zur Ersten Hilfe nützlich sein. Nähere Angaben zu Kauf, Art, Größe, Alter, Pflege der Pflanze finden Sie im 20. Kapitel.

Und so verwenden Sie die frische Pflanze:

- Am besten schneiden Sie eines der untersten Blätter ab. Diese sind am reifsten und am dicksten. Sie haben die stärkste therapeutische Wirkung und enthalten auch die größte Menge an Gel. Notfalls können Sie auch weiter oben ein Blatt abschneiden, das sich gerade zu entfalten beginnt oder leicht beschädigt ist. Da aber der Wirkstoffgehalt geringer ist als bei den reifen Blättern, sollten Sie ein solches Blatt eher bei kleineren Problemen verwenden.
- Lassen Sie erst den gelblichen Saft vollständig abfließen, bevor Sie das Blatt verwenden. Dieser Saft – aus ihm wird

die offizinelle Droge gewonnen – kann eine Reizwirkung entfalten oder sogar giftig wirken. Der Saft fließt schneller ab, wenn Sie das Blatt mit der Schnittstelle nach unten schräg halten. Auf diese Weise, indem man die Schwerkraft nutzt, wird auch die Arzneidroge gewonnen.

- Danach schneiden Sie das Blatt längs in zwei Hälften und kratzen mit einem Löffel vorsichtig das durchsichtige Gel heraus, das hier als einziges therapeutisch interessant ist. Dabei vermeiden Sie tunlichst, die grüne Schale (Außenblatt) abzuschaben, denn sie kann noch restlichen Saft enthalten, der sich nicht mit dem Gel vermischen darf.

a) Innerliche Anwendung

Vorausgesetzt, daß nichts von dem gelblichen Saft, der sich unter der Außenhülle des Blattes befindet, das schleimige Gel aus dem Blattinneren (Mesophyll) verunreinigt, ist das Gel ungiftig und (in den meisten Fällen) nicht allergen. Allenfalls kann es eine leichte abführende Wirkung haben. Doch das sind wenige Einzelfälle. Verwenden Sie nur das frische Blatt. Ist das Blatt welk, kann Ihnen nach innerlicher Anwendung etwas übel werden, abgesehen davon, daß es weniger wirksam ist.

Sie können das schleimige Gel einnehmen, nachdem Sie es mit dem Pürierstab zerkleinert haben. Sie können diesen Teil des Blattinneren aber auch, in Würfelchen geschnitten, unter einen Salat mischen. In manchen Ländern wird das Gel übrigens täglich dem Essen beigegeben, in Indien z.B. in Suppen oder Fladenbrot. Es gibt auch Rezepte, in denen das Gel mit Wein vermischt wird.

Was den Geschmack angeht, warne ich Sie: es ist kein Speiseeis. Wer zum erstenmal Aloe schmeckt, wird sie meist scheußlich finden. Deswegen rate ich Ihnen, sie mit etwas anderem (flüssig oder fest) einzunehmen. Mischen Sie Aloe vera am besten unter ein kaltes Getränk oder Nahrungsmittel. Mit zu warmem Essen oder Getränk vermischt, werden bestimmte Inhaltsstoffe zerstört und die Wirkung gemindert. Erhitzen Sie die Aloe niemals mit einem Getränk oder einer Speise.

b) Äußerliche Anwendung

Wie bei der innerlichen Anwendung dürfen Sie niemals den reinen Saft aus der Schale verwenden, denn er kann die Haut reizen oder einfach unwirksam sein. Für Umschläge dürfen Sie allerdings Gel und Saft kombinieren. Man hat beobachtet, daß die Kombination beider Produkte bei den Umschlägen rascher wirkt. Wenn Sie jedoch jedwede allergische Reaktion vermeiden wollen, achten Sie darauf, daß der gelbliche Saft vollständig abgeflossen ist, bevor Sie das Blatt verwenden! Sie gehen folgendermaßen vor:

- Nachdem der gelbliche Saft ausgelaufen ist, schneiden Sie das Blatt (längs) in zwei Hälften. Eine Blatthälfte legen Sie auf die Stelle, die behandelt werden soll. Vergessen Sie nicht, vorher die Stacheln von den Blattkanten abzutrennen, vor allem, wenn die Stelle empfindlich reagiert.
- Ein wichtiger Hinweis: Ob Sie das Gel mit dem Blatt oder daraus ausgekratzt verwenden, Sie müssen stets zuvor die Wunde reinigen! Da die Aloe-vera-Wirkstoffe tief eindringen, besteht die Gefahr, daß Unreinheiten in die

Haut mit eingeschleust werden und die Infektion verschlimmern. Auf diese Weise lassen sich bestimmte allergische Reaktionen auf die Aloe vera erklären.

- Aloe vera wird rasch von der Haut aufgenommen. Deswegen sollten Sie den Umschlag, je nachdem, ob Sie wenig oder viel Gel auftrugen, nach 20 Minuten oder 1 Stunde erneuern. Vergessen Sie nicht, bevor Sie einen neuen Umschlag machen oder ein neues Stück Aloe-Blatt auflegen, die behandelte Stelle gründlich zu reinigen.
- Ganz wichtig: Die Augen dürfen nur mit dem reinen Gel behandelt werden.

Anmerkung: Nach Anwendung des Gels aus dem frischen Blatt beim Ekzem wurde gelegentlich berichtet, daß die Haut austrocknete. Gleichwohl trat die Wirkung beim Ekzem unverzüglich ein. In diesem Fall gibt es zwei Möglichkeiten: Sie mischen das Gel mit reinstem Olivenöl oder Süßmandelöl, oder Sie verwenden eines der handelsüblichen Aloe-vera-Präparate.

In diesen Fällen handelt es sich allerdings nur um Ausnahmen, welche die Regel bestätigen: Normalerweise hat die Aloe vera keine Nebenwirkungen. Und das beweisen nicht nur akute Tierversuche. Viele hundert Jahre der bewährten Anwendung am Menschen belegen die Freiheit von Nebenwirkungen. Die echten Einschränkungen beziehen sich nur auf die offizinelle Droge oder den frischen gelblichen Saft, der sich unter der äußeren Blatthülle befindet.

4. Anwendung von stabilisiertem Aloe-vera-Gel und Aloe vera flüssig

Im Handel sind Präparate aus Aloe vera erhältlich, die je nach Hersteller und Herstellungsverfahren unterschiedliche Konzentrationen und zusätzliche Inhaltsstoffe aufweisen. Im allgemeinen sind diese Präparate ungiftig und lösen keine allergischen Reaktionen aus. Qualitativ minderwertige Präparate sind schlimmstenfalls unwirksam. Präparate aus Aloe-vera-Gel führen Apotheken, Reformhäuser und gute Naturkostläden, wenige ausgezeichnete Präparate nur zur äußerlichen Anwendung sind in den *Body-Shops* erhältlich. Es gibt auch die Möglichkeit, Präparate über den Spezial-Versandhandel zu beziehen (siehe Seite 255).

a) Innerliche Anwendung

Für die innerliche Anwendung gibt es Aloe flüssig oder Aloe-Gel in Flaschen. Auch in diesen Darreichungsformen behält die Aloe ihren »strengen« Geschmack. Das Einnehmen ist aber nicht schlimmer als der kleine Schauder, der Sie schüttelt, wenn Sie zum erstenmal in Ihrem Leben ein Bier oder einen Schnaps trinken. Normalerweise gewöhnen Sie sich an den Geschmack von Aloe vera in dem Maße, wie Sie die gute Wirkung am eigenen Leib spüren. Manche mögen ihn schließlich sogar (zu diesen gehört auch der Autor!).

Sollte Ihnen der Geschmack doch zu unangenehm sein, dann vermischen Sie das Präparat mit Fruchtsaft oder einem anderen Getränk, das Ihnen zusagt. In den USA und Kanada sind auch Kombinationen aus Aloe-vera-Würfelchen mit Fruchtsaft (z.B. von Moosbeere, Zitrone usw.) im

Handel. Diese Produkte können dem frischen Aloe-Gel annähernd ebenbürtig sein und einen Gehalt von mindestens 50 Prozent haben. Geprüfte Qualität erhalten Sie mit amerikanischen Produkten, die das Gütesiegel des NASC oder IASC tragen (National oder International Aloe Science Council).

Seien Sie übrigens mißtrauisch, wenn Ihre flüssige *reine* Aloe (nicht mit Fruchtsaft verschnitten) »zu gut« schmeckt. Vielleicht ist sie so entschärft, daß sie mehrere ihrer Eigenschaften eingebüßt hat. Es kann sich auch um ein Produkt handeln, das aus dehydriertem, gepulvertem Aloe-vera-Gel mit Wasserzusatz besteht. Denken Sie immer daran: die Intensität des bitteren Geschmacks ist ein ausgezeichnetes Indiz für die Qualität des Produktes. Um käufliche Produkte beurteilen zu können, sollten Sie das Gel der frischen Pflanze kosten, dann haben Sie eine gute Vergleichsmöglichkeit.

Wenn Sie den bitteren Geschmack der reinen Aloe vera mildern möchten, können Sie das konzentrierte Gel selbst mit Fruchtsaft vermischen; dann haben Sie die Gewähr, daß Sie kein »verpanschtes« Produkt einnehmen.

Warnung: Anfang 1991 warnte hat die Kanadische Gesundheitsbehörde Verbraucher, die gegen Sulfitverbindungen allergisch sind, vor Aloe-vera-haltigen Gelen und Getränken. Manche Produkte können Sulfite enthalten, ohne daß dies auf den Etiketten angegeben ist. Sulfite werden als Konservierungsmittel eingesetzt und stellen für entsprechend empfindliche Personen ein Risiko dar. Die anderen haben jedoch nichts zu befürchten.

b) Äußerliche Anwendung

Sie gehen wie folgt vor:

- Tragen Sie das Gel fallweise alle 20 Minuten oder stündlich auf.
- Reinigen Sie die Wunde oder die Haut sorgfältig vor jeder Anwendung und spülen Sie sie vor jeder neuen Anwendung ordentlich ab.
- Lassen Sie das Produkt lange genug einwirken und wiederholen Sie die Anwendung so oft, bis Sie ein befriedigendes Ergebnis erzielen.
- Achten Sie auf das Haltbarkeitsdatum der käuflichen Präparate, und verwenden Sie keine älteren oder schlecht gelagerten Produkte.

Warnung: Gelegentlich wurde über Hautreizungen nach Anwendung von Aloe-vera-Cremes berichtet. Laut Statistik reagieren weniger als ein Prozent einer Bevölkerung allergisch auf Inhaltsstoffe von Aloe vera. Das ist ein sehr geringer Wert, denkt man an Lebensmittel wie die Milch oder an die vielen frei verkäuflichen Arzneimittel, die ebenfalls allergische oder Überempfindlichkeitsreaktionen auslösen können.

Um zu testen, ob Sie gegen Aloe vera allergisch sind, brauchen Sie nur ein wenig frisches Gel oder Aloe-vera-Extrakt auf eine verborgene Stelle der Haut, z.B. in die Armbeuge, auf den Bauch oder die Innenseite des Oberschenkels, aufzutragen und zu beobachten, ob sich innerhalb weniger Minuten oder einer Stunde danach eine Hautreizung, ein

Jucken oder Bläschenbildung einstellt. Falls dies geschieht, ist es sehr wahrscheinlich, daß Sie das getestete Produkt oder Aloe vera nicht vertragen.

Bevor Sie der Aloe vera die Schuld geben, sollten Sie jedoch den Hauttest mehrmals wiederholen und sich von der Qualität des gekauften Produkts überzeugen. Vergleichen Sie, wie das frische Gel oder eine andere Marke wirkt. Oft sind bestimmte Konservierungsstoffe die eigentlichen Schuldigen. Im Anhang sind unbedenkliche Aloe-vera-Produkte für die äußerliche Anwendung angegeben.

Es kann auch passieren, daß Aloe-vera-Creme ungünstig mit einem Produkt reagiert, das Sie kurz zuvor auf die Haut aufgetragen haben, z.B. Rasiercreme, Desinfektionsmittel, Kosmetika.

Wichtiger Hinweis

Falls Sie an einer schweren Krankheit leiden, dürfen Sie eine ärztlich verordnete Behandlung nicht eigenmächtig abbrechen, um Aloe vera zu versuchen. Bevor Sie auch nur die kleinste Änderung einer Therapie vornehmen, beraten Sie sich mit einem naturheilkundlich versierten Arzt. Ansonsten hindert Sie nichts, Aloe-vera-Gel ergänzend zu einer schulmedizinischen Behandlung einzusetzen. Ich möchte aber nochmals davor warnen, die offizinelle Aloe-vera-Droge mit den modernen Präparaten aus Aloe-vera-Gel zu verwechseln. Die offizinelle Droge darf nicht leichthin benutzt werden, und ihre Anwendung beschränkt sich auf bestimmte, präzis definierte Fälle.

4. Kapitel

Die Heilpflanze für Verbrennungen

Schwere und leichte Verbrennungen

Traditionell war die Aloe vera vor allem wegen ihrer verdauungsfördernden und abführenden Eigenschaften bekannt, aber auch wegen ihrer Wirksamkeit bei der Behandlung von Verbrennungen. In manchen Gegenden hieß sie sogar *Verbrennungspflanze*! In der Tat hat sich die Aloe vera in den Augen der Wissenschaftler, sei es experimentell oder klinisch, bei der Behandlung von Verbrennungen am meisten bewährt.

Bereits in der Ausgabe von 1861 heißt es im Lexikon Bescherelle über die Aloe: »Das Mark der Blätter von Aloe socotrina, auf die schwersten Verbrennungen aufgetragen, lindert nahezu sofort den Schmerz und verhindert, wenn man es zwei- bis dreimal in 24 Stunden anwendet, Komplikationen, die fast immer im Gefolge dieser Verbrennungen auftreten.« Die Ärzte des 19. Jahrhundert kannten also diese Eigenschaft, aber erst die Arbeit von Collins Vater und Sohn in den dreißiger Jahren brachte die offizielle Anerkennung. Bekanntlich behandelten die beiden Collins die schweren Hautschäden, die durch die damals noch unvollkommene Röntgenbestrahlungstechnik verursacht wurden.

Seit den Collins wurden zahlreiche Studien zum Thema erarbeitet. Wie Sie im historischen Teil feststellen konnten, hat die Aloe vera offiziell über die Behandlung der Strahlenschäden Eingang in die Welt der modernen Wissenschaft gefunden.

Zwei typische Fallgeschichten

Arbeitsunfall: Verbrühung
Der Arzt J. E. Crewe berichtete 1937 und 1939 in der Fachzeitschrift *Minnesota Journal of Medicine* über seine Erfahrungen mit der Aloe. Eines Tages kam ein Patient zu ihm, der sich an seinem Arbeitsplatz, einer Konservenfabrik, bis zu den Knien mit kochendem Wasser verbrüht hatte. Die Verbrennungen waren so schwer, daß sich ein Teil der Haut ablöste, als der Mann seine Hose auszog. Die Verbrennung hatte auch die tiefen Hautschichten erfaßt.

Dr. Crewe fertigte eine Salbe aus gleichen Teilen pulverisiertem Aloe-Gel und Mineralöl auf Vaseline-Basis an. Diese Salbe strich er auf sterile Gaze und verband damit die Beine des Patienten.

Darauf ließen die Schmerzen des Patienten deutlich nach. Es kam zu keiner Infektion, und die Heilung erfolgte rasch, ohne Narben zu hinterlassen. Innerhalb von zehn Tagen war jegliche Hautreizung verschwunden. Weniger als drei Wochen nach dem Unfall war der Mann wieder arbeitsfähig. Crewe berichtet auch über zahlreiche Fälle erfolgreich behandelter Kinder, die größere oder kleinere Verbrennungen hatten.

Verbrennung durch siedendes Öl
Mir wurde der Fall einer alten Dame bekannt, die sich bemerkenswert gut von Verbrennungen zweiten und dritten Grades am Rücken und an den Armen erholte.

Die Dame stand im Badeanzug da, als jemand mit einer Kasserolle voll siedendem Öl an ihr vorbeiging und stolperte, wobei sich der Inhalt des Gefäßes über sie ergoß. Die arme Frau wurde sofort in eine Klinik gebracht, wo sie mit den üblichen Mitteln behandelt wurde. Lokal wurde Flamazine-Creme aufgetragen, das ist Sulfadiazin-Silber, das bei Sulfonamid-Überempfindlichkeit und bei der Behandlung großer Hautflächen nur mit großer Vorsicht angewandt werden darf. Da die Heilung sich verzögerte und aus Angst vor Nebenwirkungen bat die Patientin ihren Arzt, ein stabilisiertes Aloe-vera-Gel benutzen zu dürfen, das ihre Tochter ihr empfohlen hatte. Unter ärztlicher Kontrolle wandte sie von da an täglich Aloe-Gel an. Nach etwa sechs Wochen waren die Verbrennungen so gut abgeheilt, daß die Dame wesentlich früher als befürchtet aus der Klinik entlassen werden konnte.

Die Haut erneuerte sich kontinuierlich. Zweieinhalb Jahre nach dem Unfall ist mehr als die Hälfte der verbrannten Hautfläche normal pigmentiert.

So wirksam wie Penicillin?

Derzeit ist das Zentrum für Verbrennungen an der Universität Chicago zweifellos eine der Institutionen, an denen die Wirkung der Aloe vera bei der Therapie von Verbrennungen am intensivsten erforscht wird. Bei diesem Forschungsthema haben sich die Mediziner MARTIN C. ROBSON und JOHN P. HEGGERS besonders engagiert und ein Handelspräparat, *Dermaide Aloe-Creme* (Hersteller ist die Dermaide Research Corporation, Illinois) im Tierversuch und klinisch geprüft, um deren bakterizide und antiphlogistische Wirksamkeit nachzuweisen. Ihre Untersuchungen beseitigten jeglichen Zweifel an der Wirksamkeit der Aloe vera bei Hautschädigungen, seien diese durch elektrischen Strom, kochendes Wasser, Strahlung, Hitze oder Kälte verursacht.

Eine 1980 von ihnen durchgeführte Studie ergab, daß Aloe vera bei der Behandlung von Verbrennungen und zur Minderung der Narbenbildung ebenso wirksam war wie Penicillin. In der Kontrollgruppe wiesen 25 Prozent der Patienten Erytheme, Juckreiz und Narbendeformationen auf, dagegen weniger als 10 Prozent in den Gruppen, die mit Aloe vera oder mit Penicillin behandelt worden waren. Die Studie bezog sich vor allem auf die bessere Möglichkeit, die Behandlung der Verbrennungen nach den ersten Behandlungsphasen fortzusetzen (bekanntlich wird nach einer Verbrennung die Narbenbildung um so unregelmäßiger und wulstiger, je länger die Entzündung dauert).

Dies bestätigt also die entzündungshemmenden und wundheilenden Eigenschaften der Aloe vera. Das ist eine äußerst wichtige Entdeckung angesichts der möglichen Komplikationen des Penicillins, die indes unter Aloe vera nicht eintreten. Die Ungiftigkeit der Aloe vera kann sich auch bei vielen anderen Formen der Verbrennung als nützlich erweisen.

Warum ist die Aloe vera bei Verbrennungen so wirksam?

Die Wissenschaftler der Chicagoer Universität erklären die Wirksamkeit der Aloe vera mit ihren drei Haupteigenschaften:

1. Die schmerzlindernde Wirkung könnte mit dem Gehalt an Salizylsäure (dem Ausgangsstoff für Aspirin und ASS) oder dem recht hohen Gehalt an Magnesiumlaktat zusammenhängen, oder mit einem Zusammenwirken beider Substanzen zusammenhängen. Übrigens ist noch nicht eindeutig geklärt, ob die Aloe vera Salizylsäure oder Azetylsalizylsäure enthält. Die Schmerzlinderung beider Substanzen ist in etwa gleich, allerdings sollen die unerwünschten Nebenwirkungen, z.B. auf die Magenschleimhaut bei der Salizylsäure etwas stärker sein als bei ihrer azetylierten Form.
2. Die gerinnungshemmende und entzündungshemmende Wirkung könnte durch den Gehalt an Salizylsäure bzw. Azetylsalizylsäure bedingt sein. Diese blockieren die Prostaglandin- und Thromboxansynthese, die für die Regulierung der Gefäßweite zuständig sind: Es kommt zu einer Erweiterung der Kapillaren, dadurch wird die behandelte Haut stärker durchblutet, und die in der Brandwunde entstehenden Stoffwechselprodukte werden leichter abtransportiert.
3. Die antibakterielle Wirkung richtet sich insbesondere gegen die Erreger, die Brandwunden am häufigsten infizieren (z.B. Staphylokokken, Streptokokken).

Empfehlungen für die Anwendung von Aloe bei Verbrennungen

- Ob es sich nur um eine Brandblase oder um eine schwärende Wunde handelt, zuallererst muß die verbrannte Haut sorgfältig unter fließendem kaltem Wasser abgespült und abgekühlt werden. Andernfalls würde die Aloe wegen ihres außerordentlichen Penetrationsvermögens dafür sorgen, daß oberflächliche Verunreinigungen (Staub, Schmutzteilchen, Bakterien) der Wunde tiefer eindringen. Da Verbrennungen sehr leicht infiziert werden und sehr schwer verheilen, ohne Narben zu hinterlassen, ist die sorgfältige Wundreinigung sehr wichtig.
- Bedenken Sie auch, daß sich Narben um so eher vermeiden lassen, je früher Sie mit der Aloe-Behandlung beginnen. Und wenden Sie das Gel mehrmals täglich in großzügigen Mengen an.

Erfrierungen

Wenn Sie sich einen Körperteil erfrieren, entsteht an der betreffenden Stelle eine fortschreitende Gewebsnekrose, das heißt ein Zerfall des Gewebes durch abgestorbene Zellen infolge Trauma (mechanisch, chemisch), Gefäßschädigung oder Infektion. Die Nekrose beruht hauptsächlich auf der verstärkten Bildung von Prostaglandin und Thromboxan, Substanzen, welche die Mikrozirkulation des Blutes beeinträchtigen oder blockieren. Der Vorgang ist nicht viel anders als bei einer Verbrennung.

Mindestens eine experimentelle Studie, welche die Arbeitsgruppe von Robson und Heggers am Verbrennungszentrum der Universität von Chicago durchgeführt hat, befaßt sich mit der Wirkung der Aloe vera bei Erfrierungen. Die Studie erfolgte an insgesamt 20 weißen neuseeländischen Kaninchen, die in fünf Gruppen eingeteilt und denen eine massive Erfrierung an einem Ohr gesetzt wurde. (An den durchscheinenden Kaninchenohren lassen sich Veränderungen der Blutgefäße besonders gut beobachten.)

Eine Gruppe diente als Kontrolle und erhielt keine Behandlung. Drei weitere Gruppen wurden mit den klassischen Mitteln und die letzte Gruppe mit einer Creme auf Aloe-vera-Basis behandelt. Die Behandlung begann, sobald die Ohren wieder aufgetaut waren. Von da an wurde vier Tage lang alle acht Stunden die Aloe-vera-Creme angewandt.

Ergebnis: Die für das Überleben des Gewebes erforderliche Mikrozirkulation wurde durch Aloe vera genauso gut aufrechterhalten wie durch die in den drei Vergleichsgruppen angewandten klassischen Therapeutika.

Was tun bei Erfrierungen?

- Vor allem dürfen Sie erfrorene Körperteile nicht reiben, weder mit der Hand noch mit Schnee (wie das manche Leute für gut halten!).
- Bewegen Sie die erfrorenen Körperteile, um die Blutzirkulation in Gang zu bringen oder aufrechtzuerhalten.

- Fangen Sie an, sich aufzuwärmen, indem Sie ein warmes, stark gezuckertes Getränk (Schwarztee, Kräutertee, keinen Alkohol!) zu sich nehmen.
- Versuchen Sie bloß nicht, den erfrorenen Körperteil mit zu warmem Wasser aufzutauen oder indem Sie ihn nahe an eine Wärmequelle halten wie z.B. Lampe, Heizkörper, Ofen. Schlimmer noch – denn wenn der erfrorene Körperteil zu nahe an eine starke Wärmequelle gerät, riskieren Sie sogar, die betroffenen Gewebe zu verbrennen. Wegen der Gefühllosigkeit dieses Gewebes können Sie nämlich die Intensität der Wärmeeinwirkung nicht beurteilen.
- Erwärmen Sie den erfrorenen Körperteil, indem Sie eine dicke Decke darüber breiten oder ihn auf eine warme Stelle des Körpers legen – eine erfrorene Hand beispielsweise in die Achselhöhle oder auf den Bauch.
- Sobald die normale Farbe in den erfrorenen Körperteil zurückkehrt, beenden Sie das Aufwärmen, achten aber darauf, daß keine neuerliche Erfrierung zustandekommt.
- Natürlich hängt alles vom Grad der Erfrierung ab. Bei schweren Erfrierungen muß der Arzt gerufen werden.
- Ist die nicht zu starke Erfrierung hinreichend aufgetaut und die Situation nicht zu kritisch, wenden Sie Aloe vera an. Dann wird das Gewebe schneller wiederhergestellt.

Vergessen Sie nicht, daß ein Körperteil, der schon einmal erfroren war, in der Folge (und vor allem in den ersten Tagen nach der Erfrierung) anfälliger für eine erneute Erfrierung ist. Dieses Risiko läßt sich vermindern, wenn die Erfrierung mit Aloe behandelt wird.

Sonnenbrand

»Meine Frau und ich waren zur Insel Padre im Golf von Mexiko gefahren und hatten etwa acht Stunden lang geangelt. Zum Schutz gegen die Sonne hatten wir den Oberkörper mit Sonnenöl eingerieben, aber die Beine vergessen. Am nächsten Morgen waren wir außerstande aufzustehen, weil die Rückseite unserer Beine schwer verbrannt war. Schließlich kam unsere mexikanische Aufwartefrau in unser Zimmer und sah unseren bejammernswerten Zustand. Sie rannte zu ihrem Haus und kam mit einem dicken Aloe-vera-Blatt zurück. Überaus geschickt schälte sie das Blatt und trug das Gel aus dem Inneren auf unsere verbrannten Beine auf. Nach weniger als einer halben Stunde fühlten wir beide uns fit genug, um aufzustehen. Aber wir blieben lieber mit dem Aloe-Gel auf den Beinen im Bett. Wir hatten keine Schmerzen, keine Blasen und in der Folge auch keine Narben.« Mit diesen Worten beschreibt der texanische Zahnarzt Ellis G. Bovik, dem wir an anderer Stelle wieder treffen werden, 1966 seine erste Begegnung mit der Aloe vera. Ganz ohne Zweifel ist dies eines der ersten modernen Zeugnisse für eine sehr alte Anwendungsweise der Aloe vera.

In Australien erkrankt von den über Fünfzigjährigen jeder zweite an Hautkrebs. In den Vereinigten Staaten ist die Zahl der Hautkrebserkrankungen von 1930 bis heute statistisch um 1 000 Prozent gestiegen. In der kanadischen Provinz Quebec hat der Hautkrebs in den letzten zehn Jahren um vierzig Prozent zugenommen. Hauptschuldige: die Sonne. Man beobachtet übrigens, daß Hautkrebs in neunzig Prozent der Fälle an den Stellen des Körpers auftritt, die der Sonne ausgesetzt sind. Man »riskiert seine Haut« also wortwörtlich, wenn man sich in der Sonne bräunen läßt. Der kanadische Hautarzt Gary Sibbald zögert nicht zu behaupten, daß Bräunen bedeutet, »die Haut ultraviolettem Licht hinreichend auszusetzen, um sie zu schädigen, so daß sie braun wird«.

Diese Wahrheit kann man gar nicht oft genug aussprechen. Tatsächlich hat eine neue Untersuchung ergeben, daß 44 Prozent der Personen, die sich einer Behandlung wegen Hautkrebs unterzogen, weiterhin Sonnenbäder nehmen! Von diesen benutzen 38 Prozent kein Sonnenschutzmittel! Der Schutz der Haut vor der Sonne ist eine weitere ausgezeichnete Indikation für die Aloe vera. Es gibt bereits Aloe-vera-haltige Sonnenschutzmittel. Im übrigen lindert Aloe vera bei einem Sonnenbrand die Hautreizung, sie kühlt und fördert eine rasche Heilung, wie dies ja auch bei allen möglichen anderen Hautläsionen, Brandwunden und Insektenstichen der Fall ist. Ein Versuch mit Aloe ist auch geboten, um bestimmte Folgen einer längeren Sonnenexposition zu beseitigen. Vor allem braune Verfärbungen der Haut.

Ratschläge zur Vermeidung von Sonnenbrand

- Machen Sie sich klar, daß die Ärzte dringend raten, eine halbe Stunde vor jeder längeren Sonnenexposition ein geeignetes Sonnenschutzmittel zu benutzen.
- Am gefährlichsten ist die Mittagszeit (etwa 12 bis 14 Uhr).

- Ein Sonnenschirm gibt nicht soviel Schutz, wie Sie glauben: die Sonne wird vom Wasser und vom hellen Strand reflektiert.
- Selbst bei Wolkenbildung kann die Sonne schaden.
- Wenn Sie ein Sonnenschutzmittel auf Aloe-vera-Basis kaufen, achten Sie auf beste Qualität; dazu gehört ein ausreichender Gehalt an Aloe-vera-Gel.

Andere Arten von Verbrennungen und Hitzeschäden der Haut

Die Aloe vera ist wirksam bei jeder Art von Verbrennungen oder Hitzeschäden der Haut. Wenden Sie Aloe-Gel an, wenn Sie zu lange mit einem Werkzeug hantiert und davon Blasen bekommen haben oder wenn Sie einen schweren Rucksack geschleppt haben. Tragen Sie Aloe-vera-Gel auf, wenn sich durch ein zu festsitzendes Kleidungsstück (z.B. Büstenhalter) die Haut gerötet oder eine Blase gebildet hat. Benutzen Sie Aloe-vera-Gel auch bei Verbrennungen durch elektrischen Strom (Bügeleisen). Die Aloe vera ist auch sehr geeignet, einen wunden Kinderpopo zu pflegen. Das Gel wird außerdem empfohlen, wenn die Haut vom Wind rauh wie ein Reibeisen ist oder wenn man sich beim Rasieren geschnitten hat.

Ganz allgemein lindert Aloe vera alle Arten von Hautreizungen, Jucken und Kribbeln usw. Aloe fördert die Wundheilung und verhindert, wenn sie sofort angewandt wird, die Bildung von Narben.

Da wir aber schon von Verbrennungen reden: Wenn Sie

vor Ungeduld »brennen«, versuchen Sie, ebenfalls mit Aloe vera eine Linderung zu erzielen. Sie hat eine natürlich beruhigende Wirkung auf das Nervensystem. Und mit dem Magen»brennen« werden wir uns im folgenden Kapitel beschäftigen.

5. Kapitel

Magen-Darm-Beschwerden

Verstopfung

Beim Durchblättern unserer modernen pharmazeutischen Handbücher und Lexika werden Sie feststellen, daß die Aloe ausschließlich als Purgativum (starkes) oder Laxativum (mildes Abführmittel) definiert wird.

Indessen sind weder die Aloe-Extrakte noch der Wirkstoff Aloin Purgativa im eigentlichen Sinn. Vielmehr sind es Laxativa oder Laxantien, die man bei chronischer Verstopfung gibt, denn diese Art von Präparaten braucht acht bis zwölf Stunden, um ihre Wirkung zu entfalten. Um eine sofortige drastische Darmentleerung zu erreichen, ist eine eindeutig toxische Dosis erforderlich, die vor allem heftige Darmkrämpfe auslösen kann. Aloin wurde übrigens schon 1851 von Smith und Stenhouse als Wirkstoff der Aloe isoliert und identifiziert. Im Handel werden sowohl reines Aloin als auch Extrakte aus Aloe als Harz oder in Pulverform angeboten. Auch reines Aloin hat eine abführende Wirkung ähnlich wie die offizinellen Aloe-Extrakte, sie ist freilich etwas schwächer.

Ist das flüssige Gel zum Einnehmen ein mildes Abführmittel oder ein Magen-Darm-Tonikum?

Die Einnahme des frischen oder stabilisierten Aloe-vera-Gels hat keine der manchmal heftigen abführenden Wirkungen, die von traditionellen Aloeextrakten berichtet werden. Das Gel kann jedoch wegen seiner regulierenden Effekte auf die Magen-Darm-Funktion wie ein mildes Abführmittel wirken. Unter anderem vermag die Aloe vera, das Volumen und den Wassergehalt des Fäzes zu normalisieren. Dies jedenfalls hat der berühmte amerikanische Ernährungswissenschaftler JEFFREY BLAND in seiner Studie »Wirkung oraler Gaben von Aloe-vera-Saft auf die Magen-Darm-Funktion gesunder Probanden« nachgewiesen (publiziert in *Preventive Medicine* 1985). Danach verursachte Aloe-vera-Saft keine Durchfälle und kann folglich nicht als »echtes« Laxans gelten, meint Jeffrey Bland. Es wäre also zutreffender, von einer tonisierenden Wirkung auf den Darm zu sprechen.

Anwendung der offizinellen Droge Aloe als Abführmittel

Innerlich genommen ist der reine Saft, der unter der Schale des Aloeblattes sitzt (mit oder ohne das Mark im Inneren) ein Abführmittel, von dem dringend abzuraten ist. Wer den Versuch gemacht hat, konnte mit Sicherheit die drastische Abführwirkung am eigenen Leib erfahren, litt aber gleichzeitig, mitunter mehrere Tage lang, an heftigen Magen-

Darm-Beschwerden. Wird dieser Saft jedoch mit reichlich Wasser stark verdünnt und nur gelegentlich einmal eingenommen, dann dürfte es keine Probleme geben. Eine exakte Wirkstoffdosierung ist auf diese Weise gleichwohl nicht zu erreichen.

Ich erinnere nochmals daran, daß es sich bei diesem Saft um die gelbliche Flüssigkeit handelt, die aus dem frisch abgeschnittenen Aloeblatt abfließt. Wenn Sie eine gute Ausbeute wünschen, stellen Sie das Blatt schräg in ein Auffanggefäß, damit der Saft leichter abfließen kann. Manche begnügen sich auch damit, Stücke von der Blattschale in ein mit Wasser gefülltes Gefäß zu geben, das sie im Kühlschrank deponieren.

Diarrhö, Dysenterie, Typhus und Co.

Viva la tourista!

Das Gespenst der Diarrhoe geht um bei den Besuchern ferner warmer Länder. Selbst wenn die Touristen sich streng an die Vorsichtsmaßnahmen bezüglich Essen und Trinken halten, bleibt ihnen diese unerfreuliche Einweihung selten erspart. Oft benötigen sie zwei bis drei Tage, bis sie sich angepaßt haben (auch deswegen ist es so absurd, Kurzreisen in diese Länder zu unternehmen!).

Das Gel von Aloe vera (oder ihren regionalen Arten), das in den meisten warmen Ländern erhältlich ist, wirkt vorbeugend als Magen-Darm-Tonikum. Außerdem wird es sich als sehr hilfreich erweisen, falls sich nach Ihrer Rückkehr Komplikationen einstellen sollten.

Eine Diarrhö können Sie übrigens auch mit homöopathischen Aloe-Pillen bekämpfen.

Behandlungsempfehlungen bei Diarrhö

- Im Fall des Falles sollten Sie unbedingt viel trinken, um die für Durchfallerkrankungen typische Austrocknung zu bekämpfen. Zum Trinken geeignet sind nur sauberes oder abgekochtes Wasser, Schwarztee oder kohlensäurehaltige Getränke (Cola und Salzstangen).
- Anfangs dürfen Sie nur flüssige Kost zu sich nehmen: Karottensuppe, Reiswasser usw. In dem Maße, wie sich der akute Zustand bessert, bauen Sie Ihre Kost mit folgenden Nahrungsmitteln auf, die stopfende Wirkung haben: Bananen, Reis, Braten. Kauen Sie gründlich. Verzichten Sie zunächst auf zu eiweißhaltige oder sehr faserreiche Nahrungsmittel, fritierte Speisen, rohes Gemüse, Milchprodukte, Süßigkeiten. Also alles, was den Darm reizen kann.

Dysenterie und Typhus

Schon Plinius der Ältere (23–79 n. Chr.) erwähnte in seiner *Naturgeschichte* die Aloe zur Behandlung der Dysenterie. Zu seiner Zeit linderte man die Symptome der Dysenterie, indem man mit einer Klistierspritze frisches, verdünntes Aloe-Gel in den Darm einbrachte.

Die Dysenterie, die einen bei Reisen in tropische Länder

erwischen kann, ist auch eine Indikation für die Aloe vera. Bakteriologische Untersuchungen (von Lorenzetti und Salisbury) haben bestätigt, daß der *frische* Saft der Aloe vera den Erreger der Dysenterie, *Shigella dysenteriae*, in vitro (im Reagenzglas) angreift.

Desgleichen wurde (von denselben Autoren) eine hemmende Wirkung der Aloe vera auf *Salmonella typhi* und *Salmonella paratyphi* festgestellt.

Verdauung

Ein englisches Heilpflanzenbuch aus dem 16. Jahrhundert weist auf die Anwendung von Aloe socotrina als verdauungsförderndes Mittel hin: »... eine geringe Menge dieser Aloe mit einer gekochten Dörrpflaume nach dem Abendessen eingenommen, ... ist das trefflichste Mittel gegen Magendrücken.« Heutzutage ist es am besten und einfachsten, Sie nehmen bei Verdauungsbeschwerden (Völlegefühl, Magendrücken) Aloe-vera-Saft. Dosieren Sie nach Bedarf. Ist der Saft rein, dann genügen meist ein bis zwei Eßlöffel.

Tatsächlich ist Aloe vera das ideale Mittel, wenn Sie zu üppig gegessen und zuviel Alkohol getrunken haben oder wenn das Essen zu scharf gewürzt war. Das flüssige Aloe-Gel ist außerdem ein vorzüglicher Aperitif und »öffnet« den Magen, wenn Ihnen »der Appetit vergangen« ist.

Magengeschwüre

Eine typische Männerkrankheit

Das Magengeschwür (und das Zwölffingerdarmgeschwür) zählt zu den häufigsten Zivilisationskrankheiten. Es ist die klassische Reaktion auf zuviel Streß, vor allem bei sehr aktiven, ehrgeizigen Männern, deren Persönlichkeit einen Schuß Zynismus und Feindseligkeit ausweist. Statistisch stellen sie eine Risikogruppe dar, die auch zu Erkrankungen der Herzkranzgefäße neigt (Angina pectoris, Herzinfarkt). Beim Ulcus ventriculi und duodeni ist, neben der Besiedlung mit dem Erreger *Helicobacter pylori*, der psychosomatische Zusammenhang besonders offensichtlich. Falls Sie an einem Ulkus leiden, wissen Sie, in welchem Maße akute seelische Spannungen mit besonders schmerzhaften Attacken verbunden sein können.

Extreme Emotionen (Aggressivität, Ungeduld usw.) stören nachweislich die Sekretion der Magensäfte, die normalerweise einen schützenden Film über der Magenschleimhaut bilden. Bei übersteigerter Sekretion »verdaut der Magen sich selbst«, nicht mehr und nicht weniger, und dadurch kommt es zu Schleimhautwunden, die nicht abheilen, sondern chronisch werden. Das Magengeschwür (und Duodenalgeschwür) darf niemals auf die leichte Schulter genommen werden. Im schlimmsten Fall greift die Schleimhautverletzung auf tiefe Schichten der Magenwand über, und es kann zum Magendurchbruch kommen, der unter mißlichen Umständen zum Tod des betroffenen Patienten führt.

Ein wahrer Segen für die Patienten

Wie bei anderen Magenleiden wirkt die Aloe vera auch beim Ulkus Wunder. Die schmerzlindernde Wirkung wird offenbar ergänzt durch einen koagulierenden, bakteriziden, desinfizierenden, wundheilenden Effekt, vor allem aber durch die Eigenschaft des Aloe-Gels, eine übermäßige Sekretion von Magensäure zu hemmen.

Es handelt sich hier um eine der ältesten Indikationen der Aloe vera. Viele Anhänger der Aloe vera haben über hervorragende Ergebnisse bei der Behandlung des peptischen Ulkus berichtet. Aber natürlich kommt nichts dem »Segen« eines anerkannten Teams von Wissenschaftlern gleich.

Dies trifft beispielsweise zu für einen therapeutischen Versuch der amerikanischen Mediziner Julian Blitz, James W. Smith und Jack Gerard, die zwölf Patienten mit peptischem Ulkus Aloe-vera-Gel als Emulsion verabreichten. Die Patienten erhielten nur täglich einen Eßlöffel Emulsion abends vor dem Schlafengehen. Die Geschwüre heilten rasch und ohne Nebenwirkungen ab, wie dies stets bei der Aloe vera der Fall ist, die selbst in hoher Dosierung nicht im geringsten toxisch wirkt.

Tierexperimentell ließen sich übrigens keinerlei Nebenwirkungen nachweisen, wenn bei den Versuchstieren maximale Magenfüllungen mit Aloe vera vorgenommen wurden.

Der Patient muß auch selbst an sich arbeiten!

Zwar kann die Aloe vera schon Wunder wirken, aber Sie selbst müssen sich ebenfalls Mühe geben, nicht nur die Wirkung der Heilpflanze zu unterstützen, sondern auch zu erhalten.

Wie bereits erwähnt, ist die psychosomatische Komponente des peptischen Ulkus unleugbar vorhanden. Somit steht Ihnen einige Arbeit bevor, Ihre »emotionalen Geschwüre« zu besänftigen, diese seelischen Wunden der Vergangenheit, die nicht heilen und die Sie zu verdrängen versuchen, indem Sie sich in die Zukunft flüchten. Der Ehrgeiz und die Arbeitssucht sind sehr rationale und sozial sehr akzeptierte Verhaltensweisen, um jede ehrliche Konfrontation mit sich selbst zu vermeiden.

Gewiß, die Aloe vera vermag einen ulkusbedingten Schmerz auf Anhieb zu lindern und in der Folge die normale Zellproliferation (oder Bildung von Schleimhautepithel) begünstigen und somit die Abheilung dieser chronischen Ulzera beschleunigen. Sie kann sogar die Funktion eines überstrapazierten Nervensystems normalisieren und das Auftreten chronischer Ulzera verhindern. Doch wenn erst mal »das Übel angerichtet« ist, hat keines der mit Aloe vera erzielten Ergebnisse Bestand, sofern Sie nicht Ihre Lebensweise und Ihre Ernährungsgewohnheiten ändern.

Um ein chronisches Ulkus loszuwerden, sollte idealerweise auf das Rauchen gänzlich, auf Alkohol, Schwarztee, Kaffee, Coca cola weitestgehend verzichtet werden. Natürlich sind zu saure, zu schwere und zu scharf gewürzte Speisen zu meiden. Insgesamt geht es einfach darum, die bereits genügend gereizte Magenschleimhaut nicht noch weiter zu reizen.

Sollte Ihnen ein solches »Opfer« zu groß erscheinen, dann mäßigen Sie sich wenigstens. Ihre »Sicherheitsventile« zu abrupt zuzudrehen könnte übrigens die seelischen Spannungen, die zum großen Teil für Ihre Ulkuskrankheit verantwortlich sind, verstärken. Sodann geht es darum, daß Sie sich die Zeit zwischen Muße und Arbeit besser einteilen. Wichtig ist es auch, eine Entspannungstechnik zu erlernen (z.B. Autogenes Training, Yoga, Progressive Muskelrelaxation nach Jacobson).

Unter diesen Bedingungen vermag die Aloe vera tiefgreifende und anhaltende Wirkungen zu entfalten. Helfen Sie sich, so hilft Ihnen die Aloe vera.

Entzündliche Erkrankung des Darms

Unerklärliche Schmerzen

Die Kombination aus unerklärlichen Bauchschmerzen, Blähungen und Durchfall oder Verstopfung wird gemeinhin als Reizkolon oder »Colon irritabile« bezeichnet. Die Ursachen dieses Krankheitsbildes geben viel mehr Rätsel auf, als dies bei den Magen- und Duodenalgeschwüren der Fall ist, bei denen immerhin die physiologischen Erscheinungen deutlich ins Auge fallen.

Lange Zeit glaubte man, daß dieses Leiden, von dem etwa 15 Prozent der Bevölkerung betroffen sind, eine psychosomatische Erkrankung sei. Oft überweisen die Ärzte solche Patienten an einen Psychiater oder Psychologen. Übrigens leiden die meisten Patienten, die wegen dieses Syndroms einen Arzt konsultieren, auch an verschiedenen psychischen Störungen, vor allem an Depressionen und Angst.

Reizkolon ist nicht immer »seelisch« bedingt

Neuere Untersuchungen werfen ein ganz anderes Licht auf diese unerklärlichen Schmerzen. Zwei Forschergruppen, die eine an der Universität von North Carolina und von Dr. Douglas Drossman, die andere an der Johns Hopkins Universität und von Dr. Marvin Schuster und Dr. William Whitehead geleitet, haben entdeckt, daß nur 25 Prozent der Personen, die an Reizkolon leiden, sich an einen Arzt wenden. Außerdem fanden sie heraus, daß die Patienten, die keinen Arzt konsultieren, eine genauso schwere Symptomatik aufweisen wie die anderen, aber nicht unter Angst oder Depression leiden. Die Forscher zogen daraus den Schluß, daß Angst und Depression nicht die Ursache des Reizkolons sind.

Andere Forscher, unter ihnen Dr. Michael Gershon von der Universität Columbia, entdeckten dann, daß diese Darmfunktionsstörungen in Wirklichkeit auf einer Überempfindlichkeit des vegetativen Nervensystems beruhen, das die inneren Organe steuert. Wenn diese Nerven auf zugeführte Nahrung oder auf Streß überreagieren, besteht die Gefahr, daß der Nahrungsbrei zu langsam (Verstopfung) oder zu schnell (Durchfall) durch den Darm transportiert wird oder Spasmen auslöst.

Noch kein Medikament in Sicht

Laut Dr. Gershon ist »der Darm das einzige Organ mit einem eigenen Nervensystem, das unabhängig von Gehirn und Rückenmark funktioniert«. Derzeit werden bestimmte Medikamente geprüft, die eine spezifische Wirkung an den Nervenzellen des Darms zu entfalten scheinen. Zweifellos wird es aber noch eine ganze Weile dauern, bis entsprechende Präparate in den Handel kommen werden.

Bis dahin werden die Patienten »ihr Leiden geduldig ertragen« müssen. Originalton Dr. Marvin Schuster: »Wir können ihre Symptome lindern, aber wir sind außerstande, sie zu heilen ... Die Patienten müssen lernen, mit ihren Symptomen zu leben.«

Gute Nachrichten

Auch wenn man seine Ursache kennt, ist das Problem also noch keineswegs gelöst. Derzeit können die Fachleute auf diesem Gebiet den Patienten nur raten, Situationen oder Nahrungsmittel zu meiden, die ihr Leiden offenbar verschlimmern.

Ganz sicher ist dies ein vernünftiger Rat, aber es gibt auch gute Nachrichten für die Menschen, die an einem Reizkolon leiden. Da die Aloe vera schon immer dafür bekannt war, daß sie zahlreiche Magen-Darm-Störungen lindern kann, könnte sie auch dieses Leiden günstig beeinflussen.

Jeffrey Bland erwähnt in seiner Studie über die Wirkung oral verabreichten Aloe-vera-Gels auf die Magen-Darm-Funktion von Gesunden, daß mehrere Probanden mit Reizkolon angaben, die Einnahme von Aloe vera lindere ihre Symptomatik. Er untersuchte verschiedene gastrointestinale Parameter (Magen-pH-Wert, spezifisches Gewicht und mikrobiologische Zusammensetzung der Fäzes, Verdauung und Absorption von Eiweiß) und stellte fest, daß die orale Einnahme von Aloe vera

- von normalen Personen gut vertragen wird und keine unerwünschten Nebenwirkungen hat,
- die Fäulnis im Darm verringert,
- das spezifische Gewicht der Fäzes normalisiert, was den Transport durch den Darm (Darmpassage) beschleunigt oder Durchfälle (Diarrhoe) stoppt,
- Blähungen und Völlegefühl im Magen mindert (was auf eine Minderung der Darmfäulnis hinweist).

In seiner Studie zitiert Bland einen Kollegen, der nachweisen konnte, daß ein unvollständiger Abbau der Eiweißkörper allergieauslösender Substanzen, wie das Gluten in Getreide oder das Kasein in der Milch, eine direkte Attacke von Antigenen auf die Schleimhaut des Magens und des Darms auslösen kann. Dies erhöht die Gefahr entzündlicher Veränderungen im Darm. Jeffrey Blands Untersuchung belegt, daß die Aloe vera die Aufspaltung der Antigene in Nahrungsmitteln verbessern und dadurch die Entzündungsvorgänge im Darm verringern kann. Dabei könnte auch die natürliche anästhetische Wirkung der Aloe (durch den Gehalt an Salizylsäure u.a.) eine positive Rolle spielen.

Mundgeruch

Durch die Eigenschaft der Aloe vera, den Magen-pH-Wert zu regulieren, und durch ihre antiseptische Wirkung in der Mundhöhle vermag die Heilpflanze Mundgeruch nachhaltig zu beseitigen. Anders als beim üblichen Gurgeln dürfen Sie Aloe-Gurgelwasser schlucken und im Magen wirken lassen, vor allem bei Sodbrennen, das häufig von Mundgeruch begleitet ist.

Blähungen

Viele Menschen haben die Erfahrung gemacht, daß regelmäßige Einnahme von Aloe-vera-Produkten Blähungen beseitigt. Wie vor allem die Studie von Jeffrey Bland belegt, reguliert die Aloe vera den Darm-pH-Wert und bekämpft die Fäulnis im Darm. Dadurch wird die Entstehung von Darmgasen verhindert.

Falls die Ernährung die Blähungen verursacht, muß natürlich sie zuerst umgestellt werden. Sie können auch verhindern, daß Nahrungsmittel wie Kohl oder Sojabohnen Blähungen verursachen. Zum Beispiel gießen Sie beim Zubereiten von Kohl nach zwei bis drei Minuten das erste

Kochwasser weg und ersetzen es durch frisches Wasser. Bohnen (und andere Hülsenfrüchte) weichen Sie mindestens vier Stunden ein, schütten das Einweichwasser weg und setzen sie dann mit frischem Wasser zum Kochen auf. Durch diese Prozedur gehen zwar ein paar Vitamine verloren, aber auch die Stoffe, die Blähungen verursachen.

Im übrigen kann sich in vielen Fällen eine Darmspülung (Einlauf) als notwendig erweisen. Manche naturheilkundlich orientierten Kliniken sind auf »tiefe« Darmspülungen spezialisiert. Dieser Behandlung sollten Sie sich aber nicht zu oft unterziehen. Nach einer Spülung des Dickdarms trinken Sie täglich Aloe-vera-Saft, um die Therapie zu ergänzen und die Wiederherstellung der Darmflora zu fördern.

Magen-Darm-Beschwerden bei Kleinkindern

Das handelsübliche Aloe-vera-Gel flüssig eignet sich auch sehr gut zur Linderung von Magen-Darm-Beschwerden bei Kindern. Nebenwirkungen (Erbrechen, Reizung usw.) sind nicht zu befürchten. Mehrfach wurde berichtet, daß die Koliken von Babys gebessert werden, wenn man den Kindern ein wenig Aloe vera im Fläschchen gibt. Auch Bauchweh bei größeren Kindern spricht gut auf Aloe an.

Der etwas bittere Geschmack der Aloe, den Kinder verabscheuen, läßt sich mildern, indem das Präparat aus Aloe-vera-Gel mit Fruchtsaft verrührt wird. Wohlgemerkt, ich spreche hier vom Aloe-Gel und nicht von der offiziellen Aloe-Droge. Letztere ist für Kinder absolut ungeeignet.

6. Kapitel

Aloe vera in der Kosmetik: Pflege von Haut und Haaren

A. Hautpflege

Der Überlieferung zufolge nutzten schon Kleopatra und Nofretete die kosmetischen Eigenschaften der Aloe vera. Zweifellos ist das nur eine Legende. Doch welche Länder und Kulturen, denen die Aloe vera bekannt war, man auch betrachten mag, stets findet man unwiderlegbare Beweise für die Anwendung der Heilpflanze zur Pflege der Haut und der Haare. Heutzutage beeilen sich zahlreiche Hersteller von Schönheitspflegemitteln, auf den Etiketten anzugeben, daß ihre Produkte Aloe vera enthalten. Doch Vorsicht ist geboten: Es ist nicht alles Gold, was glänzt!

Schönheitspflegemittel: Seien Sie mißtrauisch

Viele Produkte für die Schönheitspflege sind weit davon entfernt, unschädlich für Ihre Haut zu sein. Mehrere von ihnen enthalten Chemikalien, deren Langzeitwirkungen entweder schädlich oder noch nicht genügend bekannt sind. Manche Experten halten gar nichts von diesen Mitteln. Der amerikanische Hautarzt Joseph P. Bark behauptet sogar, Kosmetika seien in den USA eine der Hauptursachen der Akne.

Im übrigen erweisen sich diese Produkte oft als unwirksam, auch wenn sie natürliche Wirkstoffe enthalten. Einerseits sind natürliche Stoffe wie Aloe vera, Honig, Proteine oder Vitamine meist in so geringen Mengen enthalten, daß sie keine Wirkung erzeugen. Und selbst wenn andererseits die angeblich natürliche Substanz hoch dosiert enthalten ist, was selten zutrifft, garantiert dies keine Wirksamkeit.

Ein gutes Beipiel sind die mineralischen Öle (Petrolatum), die in vielen Schönheitslotionen enthalten sind. Viele Hautspezialisten sind einmütig der Auffassung, daß Mineralöle an der Hautoberfläche verweilen und somit nichts zu einer Erneuerung tiefer Hautschichten beitragen können. Nicht selten enthalten sie außerdem giftige Stoffe. Im Gegensatz zu pflanzlichen Ölen, die so ähnlich wie die Hautfette zusammengesetzt sind, können sie das physiologische Gleichgewicht der Haut stören.

Diese natürlichen Substanzen dienen in Wirklichkeit oft nur dazu, minderwertige Produkte aufzupeppen. Dann fehlt nur noch die schicke Designerverpackung, um dem Produkt den Anstrich von Luxus zu verleihen und es zu einem überhöhten Preis zu verkaufen. Übrigens versuchen die Hersteller oft, zwei Fliegen mit einer Klappe zu schlagen. Dieselben angeblichen Luxusprodukte werden nicht selten gleichzeitig in bescheidenerer Verpackung zu sehr niedrigen Preisen an die Kundschaft gebracht!

Glücklicherweise gibt es aber auch ausgezeichnete Schönheitspflegemittel auf der Basis natürlicher Substanzen. Trotzdem muß man sehr aufpassen, daß man nicht auf

Werbung hereinfällt, die so gut auf den empfindlichen Saiten der menschlichen Eitelkeit zu spielen versteht!

Die Haut braucht tägliche Pflege

Die Aloe vera kann eindeutig den Zustand Ihrer Haut verbessern. Es ist jedoch sinnlos, von heute auf morgen Erfolge zu erwarten, insbesondere, wenn die Haut in sehr schlechtem Zustand ist. Auch mit den besten Pflegeprodukten können Sie nicht in wenigen Tagen wegwischen, was jahrelange Vernachlässigung und Streß Ihrer Haut angetan haben.

Genau wie der Körper, so müssen auch jene winzigen Münder in Ihrer Haut, die Poren, täglich Nahrung bekommen. Diese Poren nun können aus verschiedenen Gründen verstopft sein: falsche Ernährung, aus dem Ruder gelaufene Hormonwirkungen, Auftragen einer zu fetten Kosmetik auf die Haut, mangelhafte Hautpflege (z.B. wenn man die abgestorbenen Zellen nicht entfernt usw.). Mißbrauch von Tabak und Alkohol sowie übertriebenes Sonnenbaden lassen die Haut außerdem vorzeitig altern.

Eine stressige Lebensweise beeinträchtigt ebenfalls die Haut. Eine Redewendung sagt, die Augen seien der Spiegel der Seele. Das läßt sich auch vom Gesicht sagen. Streß, Kummer und Sorgen verkrampfen die feinen mimischen Muskeln des Gesichts, die sich ihrerseits wie winzige Aderpressen um die Kapillargefäße der Haut legen. Dadurch wird der Zellstoffwechsel gestört mit der Folge, daß die Haut schlecht mit Nährstoffen versorgt wird.

Sie müssen also dafür sorgen, daß Ihr inneres Wohlbefinden gesichert ist, und lernen, Ihr Gesicht vollständig zu entspannen, vor allem die Partien um Mund, Stirn und Augen, in denen sich viele Spannungen anhäufen. Um das vorzeitige Altern der Haut zu verlangsamen oder zu stoppen, sind in der Tat Entspannungstechniken und Selbstmassage des Gesichts ebenso unentbehrlich wie die regelmäßige Behandlung mit Aloe-vera-Produkten. Nur mit diesen kombinierten Maßnahmen ist ein Erfolg zu erwarten.

Die Haut: ein riesiges Organ

Manche sehen in der Haut nur eine schützende Barriere gegen die Außenwelt. In ihren Augen ist sie kaum wichtiger als die Karosserie eines Autos. Sie finden es also normal, daß sich diese »Karosserie« mit der Zeit abnutzt, Schrammen und Kratzer bekommt, ihren Glanz verliert usw. Letztlich kommt es ihnen nur darauf an, daß der Motor vor Unwetter geschützt ist und sie, die eitlen Fahrer, die Karosserie in der Freizeit »wienern« können.

Für viele Spezialisten ist die Haut indessen nicht nur eine einfache schützende Hülle. Vielmehr spielt sich hier alles ab, als wäre die Karosserie ein Teil des Motors! Die Haut ist ein ebenso lebenswichtiges Organ wie das Gehirn. Man kann jemanden an eine Niere, eine Lunge oder ein künstliches Herz anschließen oder ihn gar mit künstlichem Blut am Leben erhalten. Doch wie sich bei großflächigen Verbrennungen gezeigt hat, kann der Mensch nicht ohne Haut überleben.

Außer daß die Haut ein Sechstel des Körpergewichts ausmacht und durchgehend ein Wahrnehmungsorgan darstellt, ist sie auch ein riesiges Ausscheidungsorgan von gleicher Bedeutung wie die Nieren, der Darm und die Lunge. Viele Funktionsstörungen der Haut spiegeln unmäßigen Genuß von Essen oder Alkohol oder schlicht eine unausgewogene Ernährung wider. Ebenso treten solche Störungen der Haut auf, wenn man Giftstoffe mit der Nahrung, mit der Atemluft oder dem Trinkwasser aufnimmt.

In solchen Fällen muß die Ausscheidung andere als die normalen Wege wählen. Wenn z.B. die Nieren überlastet oder schwach sind, gibt das Blut seine Stoffwechselprodukte über die Haut ab. Nervöse Spannungen etwa lösen eine reichliche Sekretion von Toxinen aus, die auf die eine oder andere Weise eliminiert werden müssen. Man hat sogar Streßhormone in Tränen nachweisen können. Ebenso kann man Blut »schwitzen«. (Auch der göttliche Jesus schwitzte Blut, so heißt es, während seiner Passion.)

Die Ausscheidung von Stoffwechselprodukten ist also unbedingt notwendig und sollte möglichst nicht unterbunden werden. Lassen Sie der Natur ihren Lauf, und wenn es noch so ungewohnt ist. Sie können den natürlichen Vorgang sogar beschleunigen, indem Sie schweißtreibende Turnübungen machen, in die Sauna gehen oder bestimmte Heilpflanzen anwenden. Das Schlimmste, was man tun kann, ist, die Ausscheidung zu blockieren oder zu hemmen, wie dies oft mit Hilfe von Deodorantien oder gängigen Schönheitsmitteln geschieht.

Sechs triftige Gründe, die Aloe vera in der Hautpflege anzuwenden

1. Aloe vera reguliert den pH-Wert der Haut

Der pH-Wert ist ein Maß für die Säure- oder Basenreaktion. Er gibt Auskunft über den Gesundheitszustand der Haut, der Haare, eines Organs, einer Bodenprobe. Die Werte werden auf einer Skala von 0 bis 14 angegeben. Neutral ist der pH-Wert 7; Werte darunter zeigen eine saure, Werte darüber eine basische Reaktion an. Der pH-Wert der normalen Haut liegt bei 5,5 und ist somit leicht sauer. Diese leicht saure Reaktion der Haut hat zur Folge, daß sie verschiedenen Mikroorganismen, die sich auf ihr ansiedeln wollen, besser widerstehen kann.

Übrigens können alle Produkte, denen Sie im Alltag begegnen (Seife, Detergentien, Industrieprodukte), die Luft (schädliche ionisierende Strahlen) und die Temperatur (Heizung) den pH-Wert der Haut beeinträchtigen. Insofern ist die Aloe vera ein hervorragendes Mittel, um den pH-Wert der Haut wiederherzustellen oder aufrechtzuerhalten. Dies hängt damit zusammen, daß der pH-Wert des Aloe-Gels dem der Haut annähernd gleich ist.

Viele Mittel zur Schönheitspflege sind nicht auf den pH der Haut eingestellt, sondern reagieren eher alkalisch. Mit der Aloe vera dagegen riskieren Sie nicht, etwas falsch zu machen. Ihre regulierende Wirkung und ihre Ungiftigkeit machen sie zu einem Universalkosmetikum. Aloe vera glättet, verfeinert und festigt die Gesichtshaut. Sie stellt den normalen Tonus der Haut wieder her. Dennoch sollten wir die Meinungen verschiedener Experten nicht außer acht lassen (hier wie auf anderen Gebieten).

2. Aloe vera dringt tief in die Haut ein

Kombiniert man die Aloe mit Wirkstoffen wie Vitamin E, so hilft sie, diese in die tieferen Hautschichten einzuschleusen oder deren Durchblutung zu verbessern. Der Leiter der North Texas Research Laboratories, Dr. IVAN E. DANHOF, konnte bei seinen Untersuchungen sogar nachweisen, daß Aloe vera viermal schneller in die Haut eindringt als Wasser. Doch jede Medaille hat auch eine Kehrseite! Wegen ihres außergewöhnlichen Penetrationsvermögens kann die Aloe vera auch alle Schmutzteilchen oder Bakterien usw. von der Oberfläche in die Haut einschleusen. Als eiserne Regel gilt folglich, vor der Anwendung von Aloe vera die Haut – und erst recht Hautwunden – sehr gründlich zu reinigen.

3. Aloe vera nährt die Haut

Ein ganzes Geschwader von Vitaminen, Aminosäuren und verschiedenen anderen Wirkstoffen in der Aloe vera ernährt die tiefen Hautschichten. Aloe vera als Zusatz zu Masken aus Tonerde, frischen Früchten oder Gemüsen wirkt noch intensiver (Rezepte s. S. 98). Dank der Aloe dringen alle in der Maske enthaltenen Nährstoffe tiefer in die Haut ein und ergänzen jene der Aloe selbst.

4. Die Aloe vera befreit die Haut von abgestorbenen Zellen

Durch die Wirkung ihrer proteolytischen Enzyme löst die Aloe die abgestorbenen Zellen. Die genannten Enzyme haben die Eigenschaft, Eiweißbindungen aufzubrechen, d.h. unter Wasseraufnahme zu spalten.

Anders als die Lederhaut (Korium) und die Unterhaut (Subkutis) sorgt in der Oberhaut kein Kapillarnetz für eine ordentliche Durchblutung. Ist die Passage zwischen Lederhaut und Oberhaut nicht behindert, dann funktioniert die Ernährung der Oberhaut durch die Lederhaut. Dann können sich neue Zellen bilden. Werden die abgestorbenen Zellen nicht abgetragen, können sie sich derart anhäufen, daß sie die Poren total verstopfen. Die oberste Hautschicht wird dann nicht mehr ausreichend durchblutet und daher unzureichend ernährt. Außerdem schiebt sich Talg nach außen und dehnt die Poren der Haut, die dadurch eine grobe Textur erhält. Unter den Talgpfropfen finden verschiedene Bakterien ein warmes, geschütztes Zuhause, wo sie sich wacker vermehren und zu einer örtlichen Infektion ausarten können. Dabei kommt es zu Entzündungen und Rötungen der Haut.

Wenn hingegen auf der Kopfhaut die Haarfollikel vollständig durch abgestorbene Zellen verstopft sind, trocknet die Haut aus, weil kein Sebum an die Oberfläche gelangt. Dann sind massenhaft Schuppen die Folge, was das Haarwachstum stark beeinträchtigen kann.

Beim jungen Menschen werden die toten Zellen auf natürliche Weise abgetragen. Mit zunehmendem Alter jedoch müssen wir immer mehr auf gute Pflegeprodukte zurückgreifen, um die Zellerneuerung zu gewährleisten.

Es gibt bewährte Mittel, um abgestorbene Zellen zu beseitigen, und man kann sie allein anwenden oder mit Aloe vera kombinieren. Mit einem Massagehandschuh z.B. lassen sich tote Zellen gut abrubbeln, und außerdem wird dabei die Durchblutung gefördert. Eine einfache Massagebürste mit Naturborsten tut den gleichen Dienst. Zur Gesichtsreinigung können Sie feinkörniges Meersalz benutzen. Es löst Staubteilchen und Unreinheiten, welche die Haut verstopfen. Befeuchten Sie zuerst die Gesichtshaut und massieren Sie sie anschließend sanft mit einer Messerspitze Meersalz. Dagegen hat die Aloe vera den Vorteil, stärker in die Tiefe zu wirken, um abgestorbene, die Haut verstopfende Zellen zu entfernen.

5. Aloe vera regeneriert die Zellen

Die Aloe vera schafft nicht nur Platz für neue Zellen, sie sichert auch deren gesundes Wachstum und beschleunigt dieses durch das Zusammenwirken der vielen in ihr enthaltenen Nährstoffe.

Das Erstaunliche bei der Aloe vera ist, daß sie die Zellproliferation zu stimulieren vermag, ohne jedoch karzinogen zu sein.

Aus Danhofs Untersuchungen geht auch hervor, daß das Gel die Bildung von Fibroblasten beim Menschen auf das sechs- bis achtfache beschleunigen kann. Diese Fibroblasten sind Zellen im Bindegewebe, das die Lederhaut bildet, und für den Aufbau des Kollagens verantwortlich, jener Gerüsteiweißkörper, die der Haut Festigkeit verleihen. Zu intensive Einwirkung von Sonne, Wind und Wetter auf die Haut, der natürliche Alterungsprozeß, Übertreibungen jeglicher Art (zuviel Make-up, Alkohol, Tabak, fettes Essen) bewirken, daß die Fibroblasten die Kollagenbildung verlangsamen.

Ich erinnere mich an eine Fernsehsendung, in der ein Schönheitschirurg die Vorzüge klösterlichen Lebens pries. Er behauptete, viele alte Nonnen hätten einen ungewöhnlich guten Teint, obwohl sie keine Mühe an die Hautpflege wandten. Dies erkläre sich wohl durch die karge, fettarme Kost und das geregelte Leben im Kloster fernab der grellen Sonne.

Dr. Danhof konnte nachweisen, daß die Aloe vera nicht nur die Kohäsion der Fibroblasten verbessert, sondern auch die Bildung von Kollagen beschleunigt. Die in der Aloe vera enthaltenen Polysaccharide könnten erklären, wieso die Aloe vera das Altern der Haut verzögert.

Daß Polysaccharide das Altern verzögern, steht fest. Nach Danhof reorganisieren sie die Zellen in der obersten verhornten Hautschicht, welche die Haut gegen die Umwelt abgrenzt. Bei der alternden Haut werden die Zellen dieser Hornschicht größer und erreichen nicht ihre volle Reife. Und dann können sie nicht mehr gut Feuchtigkeit speichern, ganz davon abgesehen, daß krankmachende Agenzien tief in die Haut eindringen können. Diese wird dann je nachdem rauh, trocken oder zu fettig.

Indem die Aloe vera die Haut festigt, erreicht sie zwei Ziele: Zum einen wird die Haut verjüngt; zum anderen wird die Haut wieder gegen schädliche äußere Einwirkungen resistenter und verträgt die Sonne besser.

6. Die Aloe vera wirkt zugleich feuchtigkeitsspendend und adstringierend

Um gesund zu bleiben, benötigt die Haut einen ausreichenden Wassergehalt, ob sie trocken, fett oder seborrhoisch ist. Hierzu kann eine feuchtigkeitsspendende Creme auf der Basis von Aloe vera nachhaltig beitragen.

Dank ihrem hohen Wassergehalt (ca. 99%) führt die Aloe vera der Haut Feuchtigkeit zu, kann diese aber auch in der Haut binden. Durch ihre Eigenschaft, die Gewebe wieder zu festigen, wirkt Aloe außerdem adstringierend. Dies soll hauptsächlich durch die in dem Gel enthaltenen Mono- und Polysaccharide sowie mehrere Aminosäuren bedingt sein.

Wenn es an der Zeit ist, eine Feuchtigkeitscreme anzuwenden, sollte man bedenken, daß es zwei Arten feuchtigkeitsspendender Cremes gibt: solche, die die Feuchtigkeit der Haut bewahren, und solche, die die Feuchtigkeit aus der Luft »anziehen«. Aber auch hier muß man die Spreu vom Weizen trennen lernen.

Die Aloe vera hat zum Glück den immensen Vorteil, daß sie gleichzeitig adstringierend und feuchtigkeitsspendend wirkt. Damit Sie sich besser vorstellen können, was bei der Anwendung geschieht, sollten Sie bedenken, daß die Aloe vera eine Wüstenpflanze ist, die nicht nur ihren Wassergehalt bewahren, sondern sich nach Kräften bemühen muß, des Nachts die Feuchtigkeit der Umgebung aufzunehmen (vgl. die Ausführungen über den Stoffwechsel der Blattsukkulenten, Crassula, im Kapitel über die Botanik).

Manche sind freilich der Auffassung, die adstringierende Wirkung des Gels übertreffe die feuchtigkeitsspendende. Sie behaupten, das reine Gel direkt aus dem frischen Blatt könne die Haut austrocknen. Um einen solchen Effekt zu vermeiden, bemühen sich die meisten Hersteller, die Aloe vera mit anderen Substanzen zu kombinieren und universal verwendbare Produkte auf den Markt zu bringen.

Tatsächlich hängt alles von Ihrem Hauttyp ab, davon, ob Sie eine Neigung zu trockener oder fettiger Haut haben. Es stimmt, daß sehr trockene Haut durch das reine Gel noch mehr austrocknen kann. Falls dies auf Sie zutrifft, können Sie das reine Aloe-vera-Gel mit einem Feuchtigkeitsspender oder reinem Pflanzenöl (Avocadoöl, Olivenöl oder Süßmandelöl) verrühren. Ist Ihre Haut hingegen sehr fettig und haben Sie vielleicht auch noch eine Neigung zu Akne, dann kann die adstringierende Wirkung der Aloe vera, statt zu schaden, das Hautbild verbessern. Am besten ist, Sie probieren es einfach aus. Gegen Ende dieses Kapitels sind Rezepturen angegeben.

Sollten Sie kein Risiko eingehen wollen, wählen Sie ein handelsübliches Feuchtigkeitspräparat, das neben anderen bewährten Feuchtigkeitsspendern einen hohen Anteil (mindestens 15 Prozent) Aloe-vera-Gel enthält. Die gute Penetration der Aloe und ihre adstringierenden Eigenschaften werden zusammenwirken. Der Feuchtigkeitsspender wird besser eindringen, und die Haut wird die Feuchtigkeit besser bewahren.

Bei welchen häufigen Hautproblemen ist Aloe vera angezeigt?

Wegen der Vielseitigkeit ihrer Wirkung eignet sich die Aloe vera für alle Hauttypen. Sie paßt sich dem jeweiligen Hauttyp an. Bei direkter Anwendung auf der Haut kann Aloe vera eine ganze Reihe von Hautproblemen bessern: Akne, Mitesser, Hautrötungen, trockene Haut, faltige Haut, Cellulitis, Schwangerschaftsstreifen, Wundsein bei Babys, Narben, Geburtsmale oder Altersflecken.

- Die Wirkungen von Aloe vera bei Akne und ähnlichen Problemen waren Gegenstand mehrerer Untersuchungen. Beiträge zu dieser Frage werden regelmäßig in dermatologischen Fachblättern veröffentlicht. Die ägyptischen Mediziner El Zawahry, Hegazy und Helal haben 1973 die Aloe vera an drei 18- bis 25jährigen Aknepatientinnen geprüft. Nach 4wöchiger Behandlung hatte sich bei zwei Patientinnen die Haut normalisiert, und bei der dritten hatte sich der Hautbefund bis auf geringe Spuren der Akne deutlich gebessert.
- In Nordamerika behandeln die Kosmetikerinnen die Cellulitis, indem sie die betroffenen Stellen reichlich mit einem Aloe-Präparat bestreichen und dann mit einer Zellulosefolie bedecken (hauptsächlich um den Lymphabfluß zu beschleunigen). Die betreffenden Präparate enthalten vor allem Efeu und Blasentang, die klassischen Mittel gegen Cellulitis. Falls Sie kein geeignetes Produkt finden, verwenden Sie diese traditionellen Heilpflanzen zusammen mit Aloe vera (Creme oder frisches Blatt) und fügen Sie flüssiges Vitamin E und wenig fein gemahlenen Ca-

yennepfeffer (nur wenn Ihre Haut nicht empfindlich ist) hinzu. Dieses Hausmittel wenden Sie als Umschlag an. Decken Sie alles mit Zellophanpapier ab. Neben der Eigenwirkung unterstützt Aloe vera die Wirkung der anderen klassischen Zutaten und verstärkt deren Wirkung, da sie diese tief in die Haut eindringen läßt.

Um wirklich von einem solchen Umschlag zu profitieren, müssen Sie ihn mindestens eine Stunde liegenlassen, am besten solange, wie Sie es vertragen. Während einer solchen Behandlung können Sie Musik hören und sich entspannen. Im übrigen sollten Sie einer fettarmen Ernährung mit einem Rohkostanteil von mindestens 50 Prozent den Vorzug geben.

- Wegen ihrer zellregenerierenden Wirkung eignet sich die Aloe ideal, um Schnittwunden, Kratzer und Abschürfungen zu behandeln. Wird sie sogleich angewandt, dann stillt die adstringierende Wirkung die Blutung und kann Ihnen bei einer tieferen Schnittwunde die Bildung einer häßlichen Narbe ersparen. Voraussetzung ist aber, daß die Wunde zuvor sehr sorgfältig gereinigt wird. Ich erwähnte bereits, daß durch das gute Penetrationsvermögen das Eindringen infektiöser Keime begünstigt wird.
- Zögern Sie nicht, Aloe vera bei Blutungen zu verwenden. Aus der früheren Sowjetunion (Krankenhaus von Batumi) wurde berichtet, daß Aloe sich zur Blutstillung bei Tonsillektomien bewährt hat. Die Aloeblätter wurden ausgepreßt, um das Gel zu gewinnen. Dieses wurde im Verhältnis von 20 (Alkohol) zu 80 (Aloe) Teilen mit Alkohol konserviert.

- Verwenden Sie Aloe auch bei verschiedenen Hautreizungen (Abschuppung, rissige Haut, Hornschwielen), die durch Hausarbeit oder beim Umgang mit Chemikalien entstehen.
- Schwangerschaftsstreifen, Geburtsmale, Altersflecken und Rötungen aus verschiedener Ursache sprechen ebenfalls gut auf Aloe vera an. Die adstringierende Wirkung der Aloe erweist sich auch als nützlich, um Dehnungsstreifen bei strengen Fastenkuren zu verhindern. Präventiv ist sie auch schwangeren Frauen anzuraten.
- Reiben Sie die Stellen Ihrer Ohrringe, die mit der Haut in Berührung kommen, vor Gebrauch mit Aloe-vera-Gel ein. Das kann Sie vor allergischen Hautreaktionen (Nickel) schützen.
- Die Aloe vera kann auch Überreaktionen der Haut auf synthetische Gewebe und andere Allergene mildern.
- Bedenken Sie auch, daß die meisten Cremes zur Straffung der Brüste bei Schwangeren adstringierend wirken. Diese Eigenschaften der Aloe lassen sich generell nutzen. Haut und Unterhautgewebe des Dekolletés wirken wie ein natürlicher Büstenhalter. Ist dieses Gewebe straff und fest, dann behalten die Brüste ihre Form.

Ein altbewährtes Mittel, das schon gefeierte Schönheiten wie Diane de Poitiers und Madame Du Barry kannten, sind tägliche Kaltwasseranwendungen an den Brüsten.

- Falls Sie stillen, kann die Pflege der Brüste mit Aloe Hautreizungen vorbeugen. Um das Abstillen zu erleichtern, bestreichen Sie die Brustwarzen mit frischem Aloe-vera-Gel, das ist ein uraltes Mittel. Aber auch wunde Babypopos werden, wie bereits erwähnt, durch Aloe wieder heil.

- Alte Narben lassen sich durch regelmäßiges großzügiges Auftragen von Aloe-Gel etwas glätten. Indessen ist Vorbeugen besser als Heilen. Verletzungen und Verbrennungen, die von Anfang an mit Aloe behandelt werden, verheilen weitgehend ohne Spuren.
- Lassen Sie eine dünne Schicht Aloe-Gel als Make-up-Unterlage einziehen, bevor Sie sich schminken. Das Makeup hält länger. Beim Abschminken schließlich macht Aloe die Haut weich und schützt sie.
- Aloe lindert auch Insektenstiche. Die Haut schwillt schneller ab, die Rötung verschwindet. Wegen ihres bitteren Geschmacks eignet sich Aloe auch zur Abwehr von Insektenstichen, wovon in tropischen Ländern traditionell Gebrauch gemacht wird.
- Über die Anwendung bei schweren Hautproblemen informiert Kapitel 8, außerdem können Sie unter dem Stichwort Verbrennungen (Kapitel 4) nachlesen.

Aloe-vera-Gel als Deodorant

Die Aloe vera ist ein natürliches Deodorant. Ich habe bereits erklärt, daß die Ausscheidungsfunktionen der Haut nicht unterdrückt werden sollten. Nichtsdestoweniger sollte für die normale Schweißsekretion ein Deodorant, am besten auf Aloe-Basis, benutzt werden. Warum sich einen schönen Abend verderben!

Falls Sie jedoch oft extrem schwitzen, sollten Sie das als Hinweis sehen, daß Ihre Ernährung oder Ihre Lebensweise aus dem Gleichgewicht geraten ist. Starkes Schwitzen kann Ausdruck von Angst oder abnormem Streß sein, von zu fettreicher Ernährung oder zu reichlichem Koffeingenuß (Kaffee oder schwarzer Tee). Unangenehm riechender Schweiß ist durch die Zersetzung von Bakterien bedingt.

Handelsübliche Deodorantien haben oft den großen Nachteil, daß sie Aluminiumsalze enthalten, welche die Haut austrocknen und zur Geruchsbindung beitragen. Es besteht der Verdacht, daß Aluminium das Nervensystem und andere Organe schädigen könnte. Manche empfindlichen Menschen reagieren auf Aluminiumsalze mit Hautreizungen.

Die Aloe vermag dieser Reaktion entgegenzuwirken, doch kann sie nicht verhindern, daß diese Substanzen von der Haut aufgenommen werden. Die Aloe kann aber sehr gut die Aluminiumsalze ersetzen. Aloe veringert das Schwitzen und neutralisiert durch ihre leichte bakterizide Wirkung vor allem Schweißgeruch. Das machen sich z.B. traditionell mehrere Völker in Afrika zunutze: Die Jäger reiben sich mit Aloe-Gel ein, damit das Wild keine Witterung von ihnen aufnimmt.

Doch bevor Sie Ihr Problem des extremen Schwitzens unter lauter Deoschichten begraben, und seien es aloe-haltige, sollten Sie nach der Ursache forschen. Und dann möglichst alles vermeiden, was diese Transpiration auslösen kann.

B. Haarpflege

Pflege von normalem Haar

Für die Pflege von normalem Haar gibt es Aloe-vera-haltige Shampoos. Aloe vera nährt den Haarboden, gibt den Haaren Glanz und macht sie weich und kräftig zugleich. Aloe vera eignet sich aber auch zur Behandlung von Schuppen und fettigem Haar.

Tragen Sie von Zeit zu Zeit reichlich Aloe-vera-Gel (stabilisiert oder aus dem frischen Blatt) auf die Kopfhaut auf, das Sie zuvor mit nativem Olivenöl oder Sesamöl und eventuell einem Eidotter verrührt haben. Diese Packung lassen Sie mindestens 15 Minuten auf dem Kopf und erneuern sie mehrere Male, falls Sie Zeit haben. Oder Sie belassen die Packung eine bis zwei Stunden und waschen sich dann die Haare.

Aloe, Alopezie und Glatze

Seit der Antike ist die Aloe dafür bekannt, daß sie bei Haarproblemen hilfreich sein kann. Allerdings müssen wir auch hier – vor allem hinsichtlich der Glatzenbehandlung – Dichtung und Wahrheit auseinanderhalten. Totale oder partielle Glatzenbildung verursacht oft seelische Probleme, und daher hat es die Werbung auch leicht, unbegründete Hoffnungen zu wecken.

Doch lassen wir die Werbung beiseite und wenden uns der »Lilie der Wüste« zu.

Nicht nur von Plinius der Ältere in seiner *Naturgeschichte*, auch aus China, Indien, Hawaii und den Philippinen sind uns Zeugnisse überliefert, die zur Anwendung der Aloe bei Haarausfall raten. In einigen Ländern wird ein Gemisch aus Aloe und Wein verwendet, um Glatzenbildung zu behandeln oder Haarausfall zu stoppen.

Zwar mögen solche Mittel »an den Haaren herbeigezogen« anmuten, aber es gibt doch zu denken, daß sie von Völkern, die nie miteinander in Berührung gekommen sind, gleichermaßen angewandt wurden. Deswegen könnten diese Mittel durchaus einen gewissen Wert haben und sollten wissenschaftlich überprüft werden.

Und genau das haben die bereits erwähnten ägyptischen Mediziner El Zawahry, Hegazy und Helal getan. In ihrer klassischen Studie über den Einfluß der Aloe bei Unterschenkelgeschwüren und Hautkrankheiten untersuchten sie auch die Wirkung der Aloe vera bei bestimmten Formen der Alopezie. Hier einige Ergebnisse:

- Seborrhoische Alopezie:
  Sie beruht auf einer extremen Sekretion der Talgdrüsen, die zum Haarausfall führt. Die Behandlung ist oft langwierig. Die Autoren testeten Aloe vera an drei Patienten mit Schuppen und fettigen Haaren; einer von ihnen hatte eine Stirn- und Schläfenglatze.
  Schon nach der ersten Woche der Behandlung waren die Haare weniger fettig, der Haarausfall wurde geringer und hörte nach einem Monat auf. Die Haare wuchsen allmählich etwas nach, sogar bei dem Patienten mit der Halbglatze. Nach dreimonatiger Behandlung hatte sich der

Haarbefund der ersten beiden Patienten normalisiert und bei dem dritten Patienten waren wenige Haare nachgewachsen, was unter keiner der vorausgegangenen Behandlungen geschehen war.

- Alopecia areata:
  Unter dieser Form der Alopezie versteht man einen kreisförmigen Haarausfall infolge einer Erkrankung oder Wunde. Bei den drei Patienten dieser Gruppe begannen die Haare unter Aloe-vera-Gel sehr bald nachzuwachsen. Einer der Patienten war ein 12jähriger Junge. In weniger als einer Woche begannen bei ihm die Haare auf den kahlen Stellen erneut zu sprießen.

Was kann nun die Aloe vera wirklich gegen definitive Glatzenbildung ausrichten?

Derzeit gibt es keine gesicherten Belege, daß Aloe vera auf einer Glatze wieder frischen Haarwuchs hervorlocken könnte. Hingegen darf eine präventive Wirkung für möglich gehalten werden. Sie setzt an den Hauptursachen der Glatzenbildung an: Schuppen, schlechte Durchblutung der Kopfhaut, Ekzem, Überaktivität der Talgdrüsen (die fettige Haare bewirkt und oft mit Akne vergesellschaftet ist).

Eine vorbeugende Anwendung der Aloe vera wäre auch denkbar im Rahmen einer Chemotherapie oder jeder anderen Therapie, die Haarausfall nach sich zieht.

Erwähnt sei, daß Kopfhautmassagen und fleißiges Bürsten eine gute Durchblutung und den Haarwuchs fördern. Streß, Sorgen, geistige Anspannung sind oft übersehene

Faktoren, die sich glatzenfördernd auswirken können. Sind die Muskeln unter der Kopfhaut ständig angespannt, dann nimmt die Durchblutung ab, und in der Folge wird die Kopfhaut samt ihren Talgdrüsen schlecht ernährt.

Dazu gesellt sich der Faktor Ernährung. An einer Glatzenbildung kann auch ein Mangel an Spurenelementen, Biotin, Inosit, Folsäure, Vitamin-B-Komplex und Vitamin C beteiligt sein.

Auf die eine oder andere Art läßt sich jedenfalls die »Zierde des Hauptes« retten. Innerlich genommen kann die Aloe vera auf nervöse Ursachen des Haarausfalls einwirken. Äußerlich – auf der Kopfhaut – angewandt, wirkt sie mindestens auf zwei Weisen. Der anästhesierende Effekt löst örtlich Muskelspannungen, und die vielen Nährstoffe revitalisieren das Haar. Zur Vorbeugung sollten Sie mindestens einmal in der Woche die Haare mit einem Aloe-vera-Shampoo waschen und einmal pro Woche eine bis zwei Stunden die im Abschnitt »Pflege von normalem Haar« beschriebene Kurpackung anwenden. Auch die Antischuppenbehandlung am Ende dieses Kapitels sollten Sie ausprobieren.

Ein besonderes Problem: die Kopfflechte

Japanische Forscher fanden heraus, daß eine Emulsion aus frischen Blättern von *Aloe arborescens* den Pilz *Trichophyton mentagrophytes* in vitro (d.h. in der Kultur) nicht nur am Wachsen hinderte, sondern ihn auch abtötete. Dieser Pilz befällt Haut und Haare und Nägel. Er kann sich in Form einer Flechte (Tinea) ausbreiten und Haarausfall nach sich ziehen.

C. Schönheitspflegemittel aus Aloe vera – selbstgemacht

Wir haben mehrfach von käuflichen Pflegemitteln auf Aloe-vera-Basis gesprochen und dabei auf manche Sünden der Hersteller hingewiesen. In der Tat sind viele der im Handel befindlichen Hautpflegemittel ungerechtfertig teuer, oder sie erweisen sich als unwirksam, wenn nicht gar schädlich bei Langzeitgebrauch. Sie können aber gesunde und naturreine Aloe-vera-Pflegemittel durchaus und preiswert selbst herstellen. Im folgenden sind einige Rezepte angegeben.

Oberstes Gebot:

Qualitativ hochwertige und, wo geboten, frische Zutaten und absolute Sauberkeit!

Adstringierende Lotionen

Sie werden von Personen mit fettiger Haut nach der Hautreinigung angewandt. Sie straffen die Haut. Ob teuer oder preiswert, alle diese Mittel bestehen hauptsächlich aus Alkohol, dem z. B. Hamamelis (aus Blättern und Rinde der

Virginischen Zaubernuß gewonnen) sowie Duftstoffe zugesetzt werden. Sie können Alkohol und Hamameliswasser zu gleichen Teilen mischen und ein paar Tropfen Ihres Lieblingsparfums zugeben. Klopfen Sie diese Lotion in die Haut ein, nachdem Sie ihr eine Maske aus Aloe-vera-Gel gegönnt haben.

Weichmachende Mittel und Lotionen gegen Faltenbildung

Sie dienen dazu, die Haut zu glätten und zu schmieren und entzündetes Gewebestrukturen zu lockern. Die meisten hndelsüblichen erweichenden Mittel bestehen aus Mineralölderivaten wie z.B. Propylenglykol oder Glyzerin, andere aus pflanzlichen Ölen, die aus Maiskörnern, Sonnenblumenkernen oder Kokosnüssen gepreßt wurden.

Das einfachste und billigste Schmiermittel ist immer noch natives Olivenöl, das vor allem in der kalten Jahreszeit verhindert, daß die Haut austrocknet und Falten bekommt. Dazu verteilen Sie ein paar Tropfen Olivenöl auf Gesicht und Hals und massieren dieses mit aufwärtskreisenden Bewegungen ein. Darüber klopfen Sie Aloe-vera-Creme oder frisches Gel ein. Die Aloe schleust nicht nur ihre Nährstoffe in die Haut ein, sondern sorgt auch dafür, daß das Olivenöl besser eindringt.

Natürlich ist Ihre Haut danach öligglänzend und klebrig. Nach einer gewissen Einwirkungszeit spülen Sie Gesicht und Hals ab und wischen den Rest mit Küchenpapier ab.

Mittel für die Hautreinigung

Aloe vera läßt sich hervorragend mit Meersalz, Kaolin oder Heilerde kombinieren, um die Haut gründlichst zu reinigen.

- Durch das Salz werden Hautunreinheiten gelöst und abgestorbene Zellen abgetragen. Benutzen Sie sehr feines Meersalz. Befeuchten Sie erst die Haut und reiben Sie sie dann sanft mit einer Messerspitze Salz ab. Das wirkt wie eine Massage und steigert die Durchblutung der Haut.
- Verrühren Sie dann Aloe-vera-Gel mit Kaolin oder Heilerde, so daß eine glatte Paste entsteht. Tragen Sie die Paste auf Gesicht und Hals auf (Augenlider aussparen). Legen Sie sich entspannt hin, bis die Maske getrocknet ist, und spülen Sie sie gut mit lauwarmem Wasser ab.

Schönheitsmaske

Zerdrücken oder pürieren Sie Früchte oder Gemüse der Saison: Erdbeeren, Himbeeren, Banane, Tomate, Gurke. Rühren Sie Aloe-vera-Gel unter den Brei. Tragen Sie diese Maske frisch auf Gesicht und Hals auf und lassen Sie sie trocknen. Eine solche Maske nährt die Haut, verbessert die Durchblutung und gibt Ihnen einen strahlenden Teint.

Durch die Zugabe von Aloe-Gel werden die »geballten« Vitamine aus den Früchten und Gemüsen noch besser von der Haut aufgenommen und verwertet.

Feuchtigkeitsspender

Die wirksamsten Feuchtigkeitsspender enthalten viel Wasser. Um dieses nicht teuer zu bezahlen, unterlassen Sie es, nach dem Baden oder Duschen Ihr Gesicht abzutrocknen. Die Feuchtigkeit der Haut bewahren Sie, indem Sie ein Gemisch aus Oliven- oder Avocadoöl und Aloe-vera-Gel zu gleichen Teilen auftragen. Einwirken lassen und Rest abwischen.

Nachtcremes

Nachtcreme soll mehr Fett und mehr Nährstoffe enthalten und tiefer in die Haut eindringen als Tagescreme. Benutzen Sie ein gutes Aloe-Gel-Präparat (oder frisches Gel) mit hochwertigem Öl. Am besten eignen sich Olivenöl, Süßmandelöl oder Avocadoöl. Letzteres ist schwerer aufzutreiben, aber wegen seines hohen Gehaltes an Fetten und Vitaminen besonders gut für trockene und gereizte Haut. Aber Olivenöl tut es auch!

Vorsicht: Diese Öle hinterlassen Flecken auf Kopfkissen und Kleidungsstücken, die schwer zu entfernen sind. Die bräunlichen Flecken durch Aloe vera verschwinden oft erst, nachdem die Textilien mehrmals unter Zusatz von Chlorbleiche heiß gewaschen wurden. Seien Sie also vorsichtig ...

Ein natürliches Mittel gegen Schuppen

Schuppen können durch zu scharfes Shampoo entstehen, das die Kopfhaut austrocknet, indem es die Rückfettung verhindert.

Aber auch bakterielle Infektionen oder Pilzbefall im Anschluß an eine Funktionsstörung der Talgdrüsen können Schuppen verursachen. Letztere tritt meist im Gefolge von Streß oder Fehlernährung auf.

Es ist daher vernünftiger, erst die inneren Ursachen der Schuppen zu beheben, bevor man sich auf sogenannte Spezialshampoos stürzt, deren Wirkung oft genug enttäuscht. Lernen Sie also zuallererst, sich zu entspannen und die Streßursachen zu beseitigen. Dann achten Sie auf Ihre Ernährung. Essen Sie vor allem Nahrungsmittel, die reichlich Vitamin B12, B6, Selen und ungesättigte Fettsäuren enthalten.

Eine Grundbehandlung mit Naturprodukten kann im übrigen merklich dazu beitragen, daß die Schuppen ungeachtet ihrer Ursache verschwinden. Diese Behandlung steigert die Durchblutung und die Talgdrüsenfunktion, kräftigt die Muskeln unter der Kopfhaut, stimuliert den Haarwuchs, befeuchtet und entspannt trockene und verspannte Kopfhaut bis in tiefe Schichten.

Das Rezept:

1/2 TL flüssiges Vitamin E (notfalls hochdosierte Kapseln zum Einnehmen kaufen, mit einer Nadel anstechen und den Inhalt herausdrücken);
1 EL reiner Bienenhonig;

ca. 2 EL natives Olivenöl;
1/2 TL flüssiges Lezithin (Apotheke).

Zutaten zusammenfügen und im Wasserbad langsam erwärmen, bis eine gleichmäßige Paste entsteht. Nicht aufkochen lassen! Nach dem Abkühlen mindestens drei Eßlöffel Aloe-vera-Gel einrühren.

Halten Sie sich genau an die Rezeptvorgabe! Vor allem das Überhitzen beeinträchtigt die Wirksamkeit der Inhaltsstoffe der Aloe.

Teilen Sie Ihre Haare in Strähnen, tragen Sie die Paste auf die Kopfhaut auf und massieren Sie sie sorgfältig ein. Oder lassen Sie die Prozedur von einer Freundin durchführen. Nach dem Einmassieren wickeln Sie sich ein feuchtwarmes Tuch um den Kopf, warten, bis es sich abgekühlt hat, und wiederholen den feuchtwarmen Umschlag mindestens noch einmal. Die Behandlung sollte mit einer etwa 10minütigen Kopfmassage beendet werden.

7. KAPITEL

Entzündungen und Infektionen der Harnwege und der Genitalien

Rasche Besserung bei schwerem Pruritus vulvae

Der bereits erwähnte amerikanische Arzt J. E. CREWE berichtete 1937 über die Behandlung von Pruritus vulvae mit Aloe-vera-Salbe.

Unter Pruritus vulvae versteht man einen (oft unerträglichen) Juckreiz im Genitalbereich. Die Ursachen können recht verschieden sein: allergische Reaktionen (z.B. Intimhygiene), Trichomonaden, Candida (Soor), Epidermophyten, Diabetes, psychosexuelle Probleme, bei älteren Frauen Östrogenmangel.

Einer Therapie muß stets die Ursachenklärung vorausgehen. Die eigentliche Therapie muß bei der Ursache ansetzen, also kausal sein. Begleitend lohnt der Versuch, die Symptome – Juckreiz und beschädigte Haut im Genitalbereich – örtlich mit Hilfe von Aloe-vera-Gel zu bessern.

J. E. Crewe beschreibt den Fall einer 64jährigen Patientin: Sie litt unter einem furchtbaren Juckreiz im Genitalbereich. Die Haut war bis zum After und zwischen den Pobacken gerötet und entzündet. Alle bisherigen Behandlungen hatten versagt. Die Patientin erhielt Beruhigungsmittel und wurde mit Aloe-Salbe behandelt. Fast sofort ließ das heftige Brennen und Jucken der Haut nach. Innerhalb von zwei Wochen konsequenter Behandlung mit Aloe-Salbe normalisierte sich der Hautbefund einigermaßen. Die Hautreizung verschwand vollständig.

Ich möchte diesen Fall durch eine persönliche Beobachtung ergänzen: Ginette, die Schwester meiner Lebensgefährtin, fragte mich wegen einer unspezifischen Vaginitis um Rat. Ich empfahl ihr eine Selbstbehandlung mit Aloe-vera-Gel, das in der Volksmedizin bei derartigen Zuständen verwendet wird. Vorsichtshalber ließ Ginette sich auch noch ärztlich untersuchen und erkundigte sich, ob in ihrem Fall Aloe vera wirksam sein könnte. Der Arzt machte sich über diese Art »Heilmittel« lustig und verschrieb ihr Antibiotika.

Anstatt die Antibiotika zu nehmen, wandte Ginette einige Tage lang Aloe vera an. Mit Erfolg. Als sie sich geheilt glaubte, ging sie nochmals zu dem Arzt. Sie erzählte keine Silbe von ihrer eigenmächtigen Therapie. Der Arzt untersuchte sie und sagte, es sei alles wieder in Ordnung.

Natürlich ist es nicht ganz unbedenklich, die Therapieanweisungen des Arztes zu ignorieren. Dem Arzt jedoch kann man in diesem Fall nicht den Vorwurf ersparen, daß er durch seine Überheblichkeit erst bewirkt hat, daß sich die Patientin seiner Therapie verweigerte.

Wirkungsnachweis

Die bakterizide (keimtötende) Wirkung der Aloe wurde an mehreren Erregern von Infektionen der Geschlechtsorgane in vitro (in Kultur) und in vivo (am lebenden Organismus) untersucht: unter anderem an Candida albicans, Trichomonas vaginalis und an Herpesviren. Zumindest in vitro läßt sich eine schwache bakterizide Wirkung der Aloe beobachten. Allerdings stehen uns heute sehr gute Medikamente zur Verfügung, mit denen sich die genannten Erreger und generell die Erreger sexuell übertragbarer Krankheiten gezielt behandeln lassen, was natürlich den Erregernachweis voraussetzt. Nach Rücksprache mit dem behandelnden Arzt sollte jedoch einer begleitenden Anwendung der Aloe, die viele quälende lokale Symptome lindern kann, nichts im Wege stehen.

Die schwach viruzide Wirkung bei Herpes dürfte auf die Anthrachinone, die abführenden Wirkstoffe der Aloe, zurückzuführen sein. Ihre Anwesenheit im Aloe-vera-Gel ist allerdings meist unerwünscht, wenn dieses kosmetisch-dermatologischen Zwecken dienen soll. Deswegen verarbeitet die Industrie in der Regel Aloe-Arten, die von Natur aus einen niedrigen Anthrachinongehalt haben.

Wirkungsweise und Anwendung

Bekanntlich ist das feuchtwarme Milieu des Genitalbereichs ein idealer Nährboden für zahlreiche Bakterien, Pilze und Viren, auch Papillomaviren (Genitalwarzen). Diese Erreger beschädigen die Haut und Schleimhaut und führen zu Symptomen, von denen das Brennen und der Juckreiz mit die unangenehmsten sind. Die unmittelbarste und deutlichste Wirkung der Aloe vera besteht nun darin, daß sie das Brennen und Jucken und die Rötung der betroffenen Stellen lindert. Dies gilt nicht nur für Reizungen und Infektionen am Genitale, sondern auch in anderen Bereichen wie Zehenzwischenräume, Achselhöhlen usw. Die Aloe vera unterstützt die Kausalbehandlung.

Selbstverständlich muß das Aloe-Präparat konsequent mehrmals täglich und vorsorglich auch noch angewandt werden, nachdem die Haut und Schleimhaut sich wieder normalisiert haben. In Frage kommt Aloe-vera-Gel, das Sie auftragen oder in die Scheide einführen können, oder Aloe vera flüssig zum Vernebeln. Auch ein Versuch mit Aloe-vera-Saft zum Einnehmen ist sinnvoll, um die körpereigenen Abwehrkräfte zu stärken.

In diesem Zusammenhang möchte ich noch darauf hinweisen, daß auch die ayurvedische Medizin die Aloe vera gern bei Infektionen der Scheide und des Muttermundes sowie bei immer wiederkehrendem Herpes im Genitalbereich einsetzt, und zwar als Scheidenspülung (zwei Eßlöffel frisches Aloe-vera-Gel auf einen Liter lauwarmes Wasser mit zwei Messerspitzen Tumeric) an zwei Abenden, dazwischen einen Abend Pause. Zur Behandlung des Herpes genitalis mischen Sie zwei Eßlöffel frisches Gel mit zwei Messerspitzen Tumeric und tragen dieses Gel eine Woche lang allabendlich auf die befallenen Stellen auf.

Hämorrhoiden

Die Erweiterung der Blutgefäße im Mastdarm und After führt zu Hämorrhoiden, das sind sozusagen Krampfadern am Darmausgang. Ursächlich sind neben einem Gefäßfaktor, nämlich erhöhtem Gefäßdruck, mechanische Faktoren verantwortlich: falsche Ernährung, chronische Verstopfung, heftiges Drücken bei der Darmentleerung und ausgedehnte Sitzungen auf der Toilette, Schwangerschaft, sitzende Lebensweise.

Unbehandelt verursachen Hämorrhoiden zunächst oft Juckreiz. Die chronische Reizung bei der Passage des Stuhlgangs führt zu Entzündungen. Bei sehr hartem Stuhlgang können die Hämorrhoiden verletzt werden, so daß es zu Blutungen kommt. Eine sehr schmerzhafte Komplikation stellt die Thrombose dar, bei der sich ein Blutgerinnsel in einer Hämorrhoide bildet.

Ballaststoffreiche Kost und ausreichende Flüssigkeitszufuhr, damit der Stuhl weich bleibt, sind das A und O, um Hämorrhoiden vorzubeugen, aber auch, um zu verhüten, daß bestehende Hämorrhoiden sich verschlimmern. Gewissenhafte Hygiene im Analbereich muß selbstverständlich sein. Ansonsten besteht die Grundbehandlung in einer Verödung oder chirurgischen Entfernung der Hämorrhoiden.

Wenig fortgeschrittene Hämorrhoiden werden auch mit physikalischer Therapie (z.B. Kneipp) und homöopathisch behandelt.

Die Anwendung verschiedener Aloe-Arten bei Hämorrhoiden ist schon seit Dioskorides (1. Jh. n. Chr.) belegt, ebenso in der ayurvedischen Medizin. Bei akuten Hämorrhoidalbeschwerden kann das Aloe-vera-Gel deutlich lindernd wirken.

Folgende Anwendungsweisen der Aloe bei Hämorrhoiden sind möglich:

- Ein handelsübliches hochkonzentriertes Aloe-vera-Gel wird in den Mastdarm eingebracht. Wenn Sie nicht sehr bald danach Linderung verspüren, wiederholen Sie die Prozedur. Diese Behandlung sollten Sie mindestens eine Woche lang durchführen.
- Aloe-Zäpfchen. Falls Ihre Apotheke sie nicht führt, können Sie sich Zäpfchen zu Hause herstellen, wie es die Puertorikaner tun. Zu diesem Zweck drehen Sie eine kleine Menge eines handelsüblichen Aloe-vera-Gels so in Alufolie ein, daß ein zäpfchenähnliches Gebilde entsteht. Bereiten Sie einen kleinen Vorrat vor und legen Sie ihn ins Tiefkühlfach des Kühlschranks. Bei Bedarf entfernen Sie die Folie von einem Zäpfchen und führen es ein. Diese »Eiszapfen« vermitteln nicht nur die Wirkungen der Aloe, sondern wirken gleichzeitig angenehm kühlend und damit auch etwas schmerzlindernd.
- Anstelle von Zäpfchen können Sie auch aus dem Gel im Blattinneren kleine Würfel schneiden, die Sie kühlen und in den Darm einführen. Verwenden Sie möglichst Aloe-Filets aus großen Blättern, von denen Sie jede Spur der äußeren Schale und des gelblichen Saftes entfernt haben.
- Denken Sie daran, daß es auch homöopathische Aloe gibt. Erfahrene Homöopathen verordnen sie in den Potenzen D3 und D4 z.B. bei heftigem Afterbrennen und

-jucken, Hitzegefühl im Rektum, Blähungen, aber auch bei blutenden Hämorrhoiden.

- Zusätzlich sind von lauwarm nach kalt absteigende Sitzbäder sinnvoll, deren Wasser konzentrierte Aloe vera zugesetzt wurde.
- Um die Darmfunktion zu normalisieren, sollten Sie außerdem ein flüssiges Aloe-Gel-Präparat (Aloe-vera-Saft) einnehmen.

Merke: Wegen ihres hohen Aloin-Gehaltes sind Abführmittel, die *Aloe barbadensis Miller* (= *Aloe vera Linné*) enthalten, für Hämorrhoidengeplagte nicht ratsam. Diese Mittel enthalten ja nicht das Gel aus dem Blattinneren, sondern die Apothekendroge, die aus dem unter der Epidermis (in den perizyklischen Zellen) liegenden gelblichen Saft gewonnen wird. In jedem Lehrbuch oder Handbuch der Pharmakologie ist nachzulesen, daß diese offizinelle Aloe vera wegen ihrer drastischen Wirkung auf den Darm bei Hämorrhoiden grundsätzlich kontraindiziert ist. Dies gilt aber nicht für das frische Gel oder Handelspräparate aus Aloe-vera-Gel und auch nicht für Homöopathika aus Aloe vera.

8. Kapitel

Schwere Hautleiden: Ulkus, Psoriasis, Lupus

Bekanntlich haben amerikanische Forscher in den dreißiger Jahren die Wirksamkeit der Aloe vera bei Schäden der Haut nach Röntgenbestrahlung untersucht. Dabei konnten sie bestätigen, daß die traditionelle Anwendung der Aloe vera auch bei einer Reihe anderer Hautprobleme, beispielsweise bei Unterschenkelgeschwüren, gerechtfertigt ist.

Unterschenkelgeschwüre

Ein Unterschenkelgeschwür oder *Ulcus cruris* ist sehr schwer zu behandeln. Die bereits erwähnten ägyptischen Forscher El Zawahry, Hegazy und Helal konnten mit ihrer klassischen Studie über verschiedene traditionelle Anwendungen der Aloe vera nachweisen, daß diese Heilpflanze dort erfolgreich war, wo die Universitätsmedizin »die Waffen streckte«, zum Beispiel auch bei Unterschenkelgeschwüren. Kein Wunder übrigens, daß die ägyptischen Forscher sich der Aloe vera annahmen, ist diese doch seit undenklichen Zeiten in ihrem Land heimisch.

In ihrer Studie verwendeten die Autoren das frische Blatt der Pflanze. Sie ließen zuerst den anthrachinonhaltigen gelblichen Saft ausfließen, um nur das schleimige Gel zu gewinnen. Dieses versetzten sie mit Konservierungsmitteln und bewahrten es kühl auf. Die Geschwüre wurden zuerst sorgfältig gereinigt und dann drei- bis fünfmal täglich lokal mit dem stabilisierten frischen Gel behandelt. Bei etwaigen Infektionen erhielten die Patienten zusätzlich Antibiotika. Die Ergebnisse waren recht eindrucksvoll. Obwohl die Geschwüre seit Jahren bestanden, wurden sie innerhalb weniger Monate deutlich gebessert. Die Tiefe und Größe der Wunden wurde geringer, da sich von den Rändern her neues, gesundes Gewebe bildete.

Psoriasis

Die Psoriasis oder Schuppenflechte zeigt sich in Form scharf begrenzter roter Flecken, von denen sich zahlreiche silberweiße, trockene und brüchige Schuppen abschilfern. Diese mehr oder weniger großen Herde finden sich vor allem an den Armen (Ellbogen), den Beinen (Knie), der behaarten Kopfhaut (Haaransatz) und auf dem Rücken (Kreuzbeingegend). Häufig besteht gleichzeitig ein Diabetes. In 20 Prozent der Fälle sind Erbfaktoren an der Psoriasis beteiligt.

Die Krankheit tritt in Schüben auf, und die therapeutische Palette umfaßt die Entfernung der Schuppen mit Salizylsäure, die Behandlung der Herde mit bestimmten Dermatika, spezielle UV-Bestrahlung sowie die Einnahme von Medikamenten. Die Behandlung wird durch hygienische und diätetische Maßnahmen unterstützt: Licht, Luft, Sonne, Sport und vernünftige, vollwertige Ernährung. Psoriasis ist nicht heilbar, aber man kann sie eindämmen.

Verschiedentlich wurden Anthrachinone, also Wirkstoffe vor allem der offizinellen Aloe vera, therapeutisch eingesetzt. Die so behandelten Patienten dürfen sich nicht der Sonne aussetzen, denn die Herde verfärben sich dann braun, was sehr unästhetisch aussieht. Vorsorglich sollte diese Einschränkung auch für Aloe-vera-Gel gelten, solange nicht ganz sicher ist, daß dieses völlig frei von Anthrachinonen ist.

Falls jedoch Aloe vera in Form des frischen oder stabilisierten Gels angewandt werden darf, wird es großzügig auf die psoriatischen Herde aufgetragen und außerdem ein entsprechendes Präparat innerlich genommen. Auf die ausgewogene Ernährung wurde bereits hingewiesen. Sie schließt den Verzehr von tierischen Fetten, Zucker und allen Arten von »Junk food« aus und führt reichlich Vitamine in einer ausgewogenen Dosierung zu. Auch durch diese Maßnahmen wird die Psoriasis nicht geheilt, aber die Symptome lassen sich einigermaßen beherrschen, mitunter sogar gänzlich unterdrücken.

Aloe vera allein genügt nicht, um die Symptome der Psoriasis zu beseitigen; aber im Rahmen einer Ganzheitstherapie erweist sie sich als nützliches Instrument, und sei es nur gegen den Juckreiz. Neben diesen Maßnahmen spielt jedoch eine psychologische Begleitung der Patienten eine wichtige Rolle, denn die Psoriasis gehört mit in den Bereich der Psychosomatik. Visualisierungsübungen und Entspannungstechniken tragen dazu bei, daß die Patienten besser mit ihrer Krankheit umgehen können.

Lupus erythematodes

Diese sogenannte Autoimmunkrankheit heißt volkstümlich auch Zehrrose oder Schmetterlingsflechte und äußert sich sichtbar in schmerzhaften entzündlichen Veränderungen der Haut, kann aber auch innere Organe befallen. Nach dem Ausbreitungsgrad unterscheidet man verschiedene, mehr oder weniger schwere Formen und Verläufe der Krankheit. Es gibt sogar eine durch Medikamente ausgelöste Form des Lupus. Über die Basisbehandlung entscheidet der Arzt, sobald gesichert ist, um welche Form es sich handelt. Beispielsweise sind Medikamente gegen Malaria und lokal Glukokortikoide wirksam. Wegen der sichtbaren Hautschädigung fühlen sich die betroffenen Patienten wie Aussätzige. Die Symptome kehren zurück, sobald die Medikamente abgesetzt werden. Alles in allem handelt es sich beim Lupus stets um eine sehr problematische, schwer zu behandelnde Krankheit.

Zusätzlich zu den therapeutischen Maßnahmen, mit denen die Krankheit in Schach zu halten versucht wird, sollte mit dem behandelnden Arzt diskutiert werden, ob ein Versuch mit Aloe vera sinnvoll ist. Aus den USA liegen inzwischen Berichte vor, daß die Einnahme von Aloe-vera-Gel flüssig (125 ml täglich) eine günstige Wirkung bei dem Krankheitsbild entfaltet.

Solche Berichte über einzelne Fälle sind naturgemäß schwer zu überprüfen und objektiv zu beurteilen. So erstaunlich es klingen mag, auch bei schweren Krankheiten kann ein Placeboeffekt Ursache einer Besserung sein.

9. Kapitel

Mund- und Zahnpflege, Kieferchirurgie, Parodontitis und andere Probleme

Gehören Sie zu der Zunft der Zahnärzte und Spezialisten für Mund- und Kieferkrankheiten? Oder zählen Sie zu deren Kundschaft und leiden vielleicht sogar an einer Erkrankung der Zähne oder des Zahnhalteapparates, als da sind Entzündung oder Infektion des Zahnfleischs, Rachenschmerzen, Aphten, Geschwüre der Wangenschleimhaut, Abszeß, Herpes an den Lippen oder im Mund? Bei all diesen Problemen kann die Aloe vera eine erstaunliche Linderung der Symptomatik bewirken, mitunter sogar, wenn die herkömmlichen Mittel versagen.

Der texanische Zahnarzt Dr. Ellis G. Bovik, den Sie schon aus dem Kapitel über Verbrennungen kennen, veröffentlichte 1966 einen Artikel in einer Zahnärztezeitschrift, aus dem das zunehmende Interesse ersichtlich ist, mit dem sich Kieferchirurgen der Aloe vera zuwandten. Das ist nicht weiter überraschend, denn Texas ist der größte Produzent von Aloe, und die therapeutische Anwendung dieser Heilpflanze hat im Lande eine lange Tradition.
Ich berichtete bereits, wie Dr. Bovik und seine Frau nach einem schweren Sonnenbrand dank ihrer erfahrenen mexikanischen Hausgehilfin die Heilkraft der Aloe vera am eige-

nen Leib erfuhren. Dieser Zahnarzt mußte sich eines Tages selbst einer Gingivektomie im Oberkiefer unterziehen, das heißt, er hatte eine Parodontitis und mußte sich die dadurch entstandenen Zahnfleischtaschen von einem Kollegen entfernen lassen. Durch seine guten Erfahrungen mit der Aloe beim Sonnenbrand neugierig geworden, wollte er es nun genauer wissen und machte sich selbst zum Versuchskaninchen: Er führte die Wundversorgung nach der Zahnfleischbehandlung an der einen Kieferhälfte mit den üblichen schulmedizinischen Mitteln durch und verwendete Aloe vera an der anderen Kieferhälfte. Und siehe da: die mit Aloe behandelte Seite heilte schneller und schmerzlos ab.

Es ist nur folgerichtig, daß Bovik zu einem begeisterten Anhänger der Aloe vera wurde. Sein Beitrag in der Zahnärztezeitschrift trug übrigens den Titel »Aloe vera: Allheilmittel oder Ammenmärchen?« Inzwischen haben viele Zahnärzte und Kieferchirurgen Boviks Erfahrungen geprüft und bestätigt.

Aloe vera ist weniger toxisch als andere Therapeutika

Ende der sechziger Jahre wurden an der Zahnmedizinischen Fakultät der Baylor University und am Brooke General Hospital, beide in Texas, vergleichende Untersuchungen von Aloe vera und Prednisolon bzw. Indometacin durchgeführt. Mit der Kortisonverbindung Prednisolon wurden entzündungsbedingte Schäden der Mundschleimhaut, mit Indometacin rheumatische Erkrankungen behandelt.

Schon damals waren Stimmen laut geworden, die sich wegen der Nebenwirkungen dagegen aussprachen, Kortisonpräparate in der Zahnheilkunde anzuwenden.

Die vergleichende Prüfung ergab, daß Aloe vera eine geringere Toxizität aufwies als die beiden anderen Substanzen, und bestätigte außerdem die antiphlogistische, antiseptische und analgetische Wirkung der Heilpflanze, die Dr. Crewe bereits drei Jahrzehnte zuvor nachgewiesen hatte.

Weitere Anwendungsmöglichkeiten der Aloe in der Zahnheilkunde

Bei den verschiedentlich durchgeführten klinischen Prüfungen wurde nachgewiesen, daß frisches oder stabilisiertes Gel der Aloe vera lokal schmerzstillend wirkt, Blutungen stoppt, Schwellungen lindert, bakterizide, viruzide und fungizide Wirkungen entfaltet und im Vergleich zu den üblichen Behandlungen viermal schneller die Heilung herbeiführt, ohne daß irgendwelche Medikamente verordnet werden müssen. Darüber hinaus ist Aloe-vera-Gel völlig ungefährlich.

In mehreren Studien gelang der Nachweis, daß eine Aloe-Gel-haltige Zahnpasta (*Aloe Brite*, USA) das Wachstum von Bakterien hemmt, die neben zuviel Zuckerverzehr und mangelhafter Zahnhygiene an der Plaquebildung beteiligt sind (u.a. Streptokokken).

Die besten Ergebnisse wurden nach kleinen kieferchirurgischen Eingriffen und Routinebehandlungen erzielt – etwa Wurzelbehandlung, Gingivektomie und andere Zahnfleischsanierungen. Auch das Einbürsten von Aloe-vera-Gel ins Zahnfleisch nach dem Zähneputzen ist verblüffend wirksam, indem es Zahnfleischentzündungen rasch beseitigt und das Zahnfleisch strafft.

Zahnpasta und Aloe vera

Es gibt Zahnpasten auf Aloe-vera-Basis, die kein Fluor enthalten. Das wird sicher bei denen auf Interesse stoßen, die auf Fluor verzichten wollen oder wegen einer Unverträglichkeit dazu gezwungen sind. Natürlich muß bei einer Unverträglichkeit die präzise Ursache ermittelt werden; denkbar ist ja auch, daß Zusatzstoffe in einer fluorhaltigen Zahnpasta allergen wirken. Jedenfalls ist die Diskussion über Vor- und Nachteile von Fluorgaben zur Zahnerhaltung noch längst nicht zu Ende.

Sollten Sie keine Zahnpasta auf Aloe-vera-Basis finden, brauchen Sie trotzdem nicht auf die Mund- und Zahnpflege mit dieser bewährten Heilpflanze zu verzichten. Besorgen Sie sich ein hochkonzentriertes Aloe-Gel-Präparat und gurgeln Sie damit oder behalten Sie es einfach eine Zeitlang im Mund.

Aloe vera bei Problemen in der Mundhöhle

Nicht nur auf der Haut, sondern auch auf den Schleimhäuten kann eine Behandlung mit Radium oder mit Röntgenstrahlen schwere Schäden verursachen. Diese zum Teil geschwürigen schmerzhaften Gewebeveränderungen sprechen oft auf eine Behandlung mit frischem Aloe-vera-Gel an. Die ersten Fallgeschichten dieser Art stammen aus der Zeit Ende der dreißiger Jahre, als die Bestrahlungstechnik noch unausgereift war und die Kunst der Kieferchirurgen eher in den Anfängen steckte.

Weitere Anwendungsmöglichkeiten für frisches oder stabilisiertes Aloe-vera-Gel ergeben sich bei entzündlich geschwollenem, schmerzendem Zahnfleisch, bei Aphten, bei aufgebissener oder sonstwie verletzter Wangenschleimhaut.

Aloe-vera-Saft zu vernebeln kann sich auch bei Hals- und Rachenschmerzen und bei Mundtrockenheit als hilfreich erweisen. Sänger, Schauspieler und Redner werden das zu schätzen wissen, wenn sie die Erfahrung erst einmal gemacht haben.

Zur Vorbeugung von Mund- und Zahnkrankheiten empfiehlt sich regelmäßiges Gurgeln mit flüssigem Aloe-vera-Gel oder Aloe-vera-Saft.

10. KAPITEL

Erkrankungen der Augen

Schon im Jahr 74 n. Chr. rühmte DIOSKORIDES die wohltuende Wirkung der Aloe vera bei Augenschmerzen. Das gilt auch heute noch. Der naturheilkundige Pfarrer SEBASTIAN KNEIPP wandte die Aloe nicht nur in Form der Kneipp-Pillen zur Darmregulierung an, sondern auch äußerlich als Aloe-Wasser. Dieses wurde und wird hergestellt, indem man eine Messerspitze Aloe-Pulver (aus dem getrockneten Gel) in einem Glas heißen Wassers löst. Abgekühlt gebraucht man dieses Augenwasser bei Entzündungen der Augenbindehaut (Konjunktivitis). Originalton Kneipp aus dem 19. Jahrhundert: »Es werde zu dem Zwecke ein Lappen in Aloe-Wasser getaucht und auf die leidende Stelle gelegt. Wunden, frische wie alte, heilt Aloe sehr schnell zu. Bei alledem kann das reinliche und reinigende Heilmittel, wohin es immer komme (in das Auge oder in die Wunde), niemals schaden.« Im 20. Jahrhundert hat der russische Augenarzt FILATOW erstaunliche Heilerfolge mit Aloe bei Augenleiden beobachtet. Filatow verwendete sogenannte biogen stimulierte Aloe.

Aloe als flüssige Sonnenbrille

Mit der Abnahme der Ozonschicht in der Atmosphäre wird der Schutz nicht nur der Haut, sondern auch der Augen immer wichtiger. Manche Augenärzte vertreten die Auffassung, daß sich Aloe vera im 20. Jahrhundert durchaus als »Wundertropfen« für die Augen erweisen könnte. Sogar von einer »flüssigen Sonnenbrille« sprach man, da die Aloe vera das Sonnenlicht so gut absorbiere (geringe UVU-Absorption im Bereich von 250 bis 350 nm [Nanometer]).

Ultraviolettes Licht kann sich nachteilig auf grauen Star, Netzhautdegeneration oder Linsenanomalien auswirken. Hier kann die Aloe vera bereits erkrankte überempfindliche Augen ebenso wie gesunde Augen schützen. Derzeit wird diskutiert, Aloe-vera-Gel in der Laserchirurgie am Auge einzusetzen, da man davon ausgeht, daß Aloe die inneren Strukturen des Auges schützen könnte.

Der graue Star

Beim grauen Star oder bei der Katarakt oder Linsentrübung haben wir es mit einer Augenkrankheit zu tun, deren Ursachen noch nicht gänzlich geklärt sind. Erbfaktoren und Alter, aber auch Diabetes, Drüsenfunktionsstörungen, eine Infektion des Augapfels, Strahlen, Medikamente oder ein mechanisches Trauma am Auge können eine Rolle spielen. Bei einer Katarakt trübt sich die Augenlinse allmählich, so daß immer weniger Licht durch die Linse auf die Netzhaut fällt. Die betroffenen Personen sehen immer schlechter.

In der arabischen Medizin wurde die Katarakt mit dem frischen Gel aus der Sokotra-Aloe behandelt. Der Erfolg ist heute natürlich nicht mehr nachprüfbar.

Mit Augentropfen auf Aloe-vera-Basis kann versucht werden, das Auftreten oder Fortschreiten des grauen Stars zu verhüten. Oft wird die Sicht unter dieser Behandlung klarer, vorausgesetzt, sie erfolgt beharrlich über einige Monate. Derartige Behandlungsversuche werden oft von verzweifelten Patienten riskiert, denen mit den üblichen Methoden nicht geholfen wurde. Warum auch nicht, wenn der Versuch ungefährlich ist und keine Diagnose und nötige klinische Therapie versäumt wird?

Einen guten Rat sollten Sie aber unbedingt beherzigen, ob Sie gesunde oder kranke Augen haben: Lassen Sie einmal jährlich Ihre Augen gründlich untersuchen und den Augendruck messen. Viele Veränderungen der Augen gehen so schleichend vor sich, daß wir nichts bemerken.

Bindehautentzündung

Die Bindehautentzündung oder Konjunktivitis befällt die feine Schleimhaut, die den sichtbaren Teil des Augapfels und das Innere der Augenlider überzieht. Sie kann akut, z.B. durch plötzliche mechanische oder chemische Reize, auftreten oder chronisch sein, wenn entsprechende Reize ständig einwirken, z.B. Kontaktlinsen. Daß hier die Aloe vera nützlich ist, haben nach dem guten Pfarrer Kneipp auch moderne Augenärzte beobachten können.

Das aus den gebrochenen oder zerschnittenen frischen

Blättern der Aloe vera gewonnene Gel ist steril und wirkt beruhigend. Ein bis zwei Einträufelungen direkt in die erkrankten Augen bringen rasche Linderung und scheinen die Heilung zu beschleunigen. Bequemer ist die Anwendung eines Gel-Präparates mit standardisiertem Wirkstoff.

Aloe vera bei Bagatellbeschwerden im Bereich der Augen

Wegen ihrer leicht keimtötenden Eigenschaften eignet sich Aloe zur begleitenden Behandlung verschiedener Infektionen des Auges. Bei gereizten und müden Augen, etwa nach zu langer Arbeit am Bildschirm, wirkt sie beruhigend.

- Sie dürfen das Gel – sofern es frisch oder stabilisiert ist – unmittelbar auf die Pupille aufbringen. Beim frischen Gel ist darauf zu achten, daß es auch nicht die Spur des gelben Saftes enthält, der sich unter den Blattseiten befindet. Er verursacht nämlich starke Reizung des Auges.
- Wie bereits gesagt, gibt es auch spezielle Aloe-vera-Augentropfen. Bevor Sie diese anwenden, sollten die Augen gebadet werden (Augenbadewanne). Etwa nach 15 bis 20 Minuten Einwirkungszeit spülen Sie die Augen.
- Ich selbst habe gute Erfahrungen mit Aloe gemacht, als ich ein lästiges Gerstenkorn an einem Augenlid hatte. Mehrmals am Tag verteilte ich Aloe-vera-Gel großzügig auf dem betroffenen Augenlid. Die Reizung wurde rasch gelindert, und die Schwellung war nach zwei Tagen restlos verschwunden. Normalerweise dauert es etwa zwei Wochen, bis so ein Hordeolum verschwindet.

11. Kapitel

Erkrankungen der Atemwege

Schnupfen, Husten, Blutkongestion,Halsschmerzen, Nebenhöhlenentzündung

Seit jeher wurden im Ayurveda, der traditionellen indischen Medizin, die schleimlösenden Eigenschaften der Aloe genutzt, um Schnupfen, Husten, Blutüberfüllung und viele andere Atemwegsbeschwerden zu lindern. Während der Tang-Dynastie (618 bis 905 n.Chr.) behandelte man in China Nebenhöhlenentzündungen (äußerlich) und kindliches Fieber (innerlich) mit Aloe. Da wir heute um die bakteriziden, antiseptischen und analgesierenden Wirkungen der Pflanze wissen, wundern wir uns natürlich nicht über die vorgenannten Indikationen.

- Bei Halsschmerzen ist Aloe ein ausgezeichnetes Mittel zum Gurgeln. Sie mildert die Infektion und lindert die Schleimhautreizung und den Schmerz. Im Gegensatz zu vielen handelsüblichen Gurgelmitteln dürfen Sie das aloehaltige Gurgelwasser schlucken – dann wirkt es noch stärker in die Tiefe der Gewebe. Entweder gurgeln Sie ausgiebig mit dem Gel und schlucken dieses dann hinunter. Oder aber Sie verwenden Aloe-vera-Saft in einem

Zerstäuber und versprühen ihn mehrmals täglich im Rachenraum.

- Die Vernebelung von Aloe-vera-Saft hilft auch gegen Heiserkeit.
- Um Blutüberfüllung und Schleimhautschwellungen im Nasen-Rachen-Bereich auszuleiten, lohnt sich der Versuch der Inhalation von Aloe. Sie lassen Eukalyptusblätter und in kleine Stückchen geschnittene Aloefilets in Wasser aufkochen, setzen sich mit dem Topf an den Tisch, hängen sich ein dickes Frottiertuch über den Kopf und inhalieren diesen Sud einige Minuten. Bequemer ist die Prozedur, wenn Sie den Sud in einen Inhalator umgießen. Solche einfachen Geräte gibt es preiswert in Apotheken. Sie ersparen Ihnen das lästige Handtuch über dem Kopf.
- Hier das Rezept für einen ayurvedischen Heiltrunk gegen Schnupfen und Erkältung: Vermischen Sie einen gehäuften Teelöffel gemahlenen Ingwer (oder frisch geriebenen) mit einem halben Liter heißen Wassers. Darin lösen Sie zwei Teelöffel Honig auf und geben zwei gehäufte Eßlöffel Aloe-vera-Gel hinzu. (Falls Sie das Gel aus dem frischen Blatt verwenden, pürieren Sie es zuvor im Mixer.) Diese ayurvedisch inspirierte Rezeptur wirkt desinfizierend und tonisierend. Der Ingwer ist eine Pflanze mit vielfältigen Eigenschaften, u.a. wirkt er desinfizierend und blutreinigend. In der Kombination mit Aloe vera wirkt er Wunder.
- Die beiden folgenden Rezepte gegen Schnupfen und Husten stammen aus Kuba:
  – Ein volkstümliches Mittel gegen Schnupfen wird in

Kuba aus dem Mark von Aloe vera mit Rum und Zucker hergestellt. Die Rezeptur läßt sich aufwerten, indem Sie den Zucker durch Honig ersetzen, denn anders als Zucker hat der Honig eine gewisse medizinische Wirkung.

– Einen heilkräftigen Hustensirup können Sie folgendermaßen herstellen: Sie schneiden das Mark (die Filets) aus dem Blatt von Aloe vera in kleine Würfel, die Sie abspülen, legen sie auf ein Tuch und pressen den bitteren Saft aus. Diesen kochen Sie dann eine Stunde in Wasser und filtrieren ihn nochmals. Dann lassen Sie das Filtrat erneut eine Zeitlang köcheln, nachdem Sie es mit zwei Teilen Rohrzucker (oder besser Honig) versetzt haben.

Nasenschleimhautkatarrh, Stinknase

Bei beiden Erkrankungen kann die Aloe nützlich sein. Bei Nasenschleimhautkatarrh spricht der Volksmund von Schnupfen, der Mediziner von Rhinitis, bei Stinknase von atrophischer Rhinitis oder Ozaena cum foetore. Bei der Stinknase haben wir es mit einer Schrumpfung der Nasenschleimhaut zu tun, bei der sich auf der Nasenschleimhaut Krusten und übelriechende Sekrete bilden. Die Patienten selbst nehmen den Gestank nicht wahr, weil das empfindliche Riechepithel lädiert ist. Mindestens zwei russische Forscher haben über heilkräftige Wirkungen der Aloe bei diesen Befunden berichtet, zum Beispiel:

- Akute Rhinitis.
  Zur Behandlung der akuten Rhinitis wurde ein Aloe-Extrakt verwendet, der aus frischen Blättern von Gewächshaus-Aloe extrahiert wurde. Im Abstand von ein paar Stunden wurden täglich 5 bis 6 Tropfen der Lösung in jedes Nasenloch geträufelt. Die Patienten wurden dann aufgefordert, sich nach der Instillation 10 bis 15 Minuten nicht die Nase zu putzen ...
  Die Symptome der Rhinitis verschwanden im allgemeinen innerhalb von 24 Stunden, und nur in wenigen Fällen mußte nochmals 24 Stunden lang behandelt werden. Eine deutliche Besserung wurde mit dieser Methode auch bei anderen krankhaften Veränderungen der Nasenschleimhaut erzielt.
- Atrophische Rhinitis und atrophische Rhinitis mit übelriechendem Sekret.
  Insgesamt 22 Patienten mit diesen Leiden wurden wöchentlich 2 ml Aloetinktur unter die Schleimhaut der Nasenhöhle gespritzt. Die kurmäßige Anwendung umfaßte zehn Injektionen, in einem Fall fünfzehn Injektionen.
  Bereits nach den ersten Injektionen schien sich bei allen Patienten das Allgemeinbefinden zu bessern. Die Kopfschmerzen verschwanden, Nasenatmung und Geruchssinn besserten sich, der üble Geruch wie auch die Ausdehnung der Krusten bei den Patienten mit Stinknase wurde geringer, die Krusten ließen sich leichter ablösen und die Sekretion der unangenehm riechenden Flüssigkeit nahm ab.

Selbstbehandlung
Zur Selbstbehandlung können Sie

- im Handel erhältliche Aloe-vera-Tropfen benutzen oder
- das frische oder stabilisierte Gel (das Sie innen und außen auf die Nase auftragen) oder
- im Handel erhältliche flüssige Aloe-vera-Konzentrate (zum Einsprühen in die Nase oder in heißem Wasser gelöst für die Inhalation).

Asthma bronchiale und Bronchitis

Bronchialasthma und Bronchitis sind Erkrankungen der Atemwege, die mit mehr oder weniger schwerer Atemnot einhergehen.

Beim Bronchialasthma ist die Atmung rasselnd und pfeifend, der Husten trocken mit zähem Sekret. Nach der Entstehung unterscheidet man verschiedene Formen, z.B. allergisches, durch Infektion oder durch bestimmte Medikamente bedingtes Asthma. Der eigentliche Asthmaanfall kann mehrere Stunden dauern und ist mit beängstigendem Erstickungsgefühl verbunden.

Bronchitis kann akut als Folge eines Schnupfens, einer Entzündung im Nasen-Rachen-Raum oder einer Erkältung auftreten. Sie ist mit heftigem, quälendem Husten verbunden, durch den das Sekret, das sich in den Bronchien angesammelt hat, nach außen befördert wird (Auswurf). Dieser produktive Husten reinigt also die Bronchien von übermäßigem Schleim.

Aus einer nicht oder unsachgemäß behandelten akuten entwickelt sich leicht eine chronische Bronchitis, die in eine obstruktive (verengende) Form mit mehr oder weniger schwerer Atemnot übergehen kann. Ursache der chronischen Bronchitis ist sehr häufig auch gewohnheitsmäßiges, inhalierendes Rauchen.

Eine fortgeschrittene chronische Bronchitis mit schwerster Atemnot muß oft intensivmedizinisch in einer Klinik behandelt werden.

Selbstbehandlung

- Das oben beschriebene Inhalieren ist ein bewährtes Mittel, die Symptome von Asthma und Bronchitits zu lindern. Sie können aber auch Aloe-vera-Saft im Zerstäuber vernebeln, vor allem wenn Sie den Dampf schlecht vertragen.
- Sie können Aloe vera auch innerlich anwenden: als Tonikum und als Blutreinigungsmittel. In der ayurvedischen Medizin hat diese Darreichungsform bei Bronchitis eine lange Tradition. In Java vermischt man die Filets aus den Aloeblättern mit Zucker und behandelt damit Asthma und verschiedene Bronchialleiden.
- Die Grundbehandlung sowohl von Asthma als auch von Bronchitis ist Sache des Arztes. Neben der medikamentösen Therapie spielen Krankengymnastik und Atemschulung eine wichtige Rolle. Die konsequente lindernde Begleitbehandlung, zum Beispiel mit Aloe-Präparaten, liegt in Ihren Händen.
- Beim Asthma ist eine seelische Komponente unverkennbar. Deshalb wirkt sich zusätzliche psychotherapeutische

Hilfe günstig aus. Geeignete Verfahren sind Yoga und Autogenes Training.

Lungentuberkulose

Aus den fünfziger Jahren liegen Berichte vor, daß ein Bantustamm die medizinischen Eigenschaften der Aloe für die Behandlung der Tuberkulose nutzte. Tatsächlich wurde Jahre später von amerikanischen Forschern nachgewiesen, daß Aloe Mykobakterien, die Erreger der Tuberkulose, angreift. Interessanterweise gilt die Aloe auch in Rußland als Therapeutikum der Tuberkulose, und zwar werden Extrakte aus dem Aloeblatt zum Inhalieren verwendet. Es traten keine Nebenwirkungen auf.

Selbstbehandlung
Diese Berichte aus verschiedenen Regionen der Welt lassen zumindest eine geringfügige Wirkung der Heilpflanze bei Tuberkulose als möglich erscheinen. Wenn überhaupt keine modernen Medikamente verfügbar oder bezahlbar sind, wie in den ärmsten Entwicklungsländern, wo Tuberkulose sehr verbreitet ist, bleibt wenigstens noch die Möglichkeit, auf die Aloe zurückzugreifen.

Infolge der großen Migrationsbewegungen, aber auch der Fernreiselust der Menschen nimmt neuerdings die Zahl der Tuberkulosekranken auch in reichen Ländern zu. Natürlich ist die Kausalbehandlung mit Tuberkulostatika (= Antituberkulotika), wo immer möglich, oberstes Gebot. Ich will dennoch nicht versäumen, traditionelle Anwendungsweisen der Aloe vera bei der Lungentuberkulose zu nennen.

- Inhalation aufgekochter Aloe-Filets oder Inhalation von Aloe-Extrakten. Diese Anwemdung wird in Rußland praktiziert.
- Die in Würfelchen geschnittenen schleimhaltigen Filets aus dem Blattinneren werden mit Rosensirup vermischt innerlich genommen. Diese Rezeptur stammt aus Java.
- Handelsüblicher Aloe-vera-Saft wird als Getränk genommen, wobei man sich an die »richtige« Dosierung herantasten muß.

Das letzte Wort über die therapeutische Anwendung der Aloe vera bei Lungentuberkulose ist noch längst nicht gesprochen. Es fehlen solide Untersuchungen an großen Patientenkollektiven. Selbstverständlich wird kein vernünftiger Arzt, dem die modernsten, schlagkräftigsten Medikamente zur Verfügung stehen, eine so schwere ansteckende Krankheit wie die Lungentuberkulose mit schwächeren Behelfsmitteln behandeln. Aber nichts hindert den Tuberkulosekranken, nach einem beratenden Gespräch mit seinem Arzt neben der klassischen medikamentösen Therapie auch einen Versuch mit der Aloe zu machen: Wenn es nichts nützt, so schadet es doch wenigstens nicht.

12. Kapitel

Arthritis und Arthrose

Etliche Patienten, die an einer Arthritis erkrankt waren, erfuhren nach eigener Aussage durch lokale und orale Anwendung von Aloe vera eine Linderung ihrer Beschwerden. Diese Aussagen werden durch Beobachtungen einiger Ärzte bestätigt. Bei manchen Patienten mit wenig fortgeschrittener Arthrosis deformans, einem zu Invalidität führenden Leiden, wurde sogar eine annähernd normale Gelenkfunktion wiederhergestellt.

Spontanheilung, Placebowirkung oder echte Besserung? Das läßt sich bei derart tückischen Krankheiten wie der Arthritis (eine entzündliche Gelenkerkrankung) oder der Arthrose (eine chronische degenerative Gelenkerkrankung) schlecht beurteilen. Wie dem auch sei, ich finde, daß die Schulmedizin dort, wo sie selbst therapeutisch so wenig zu bieten hat, nicht berechtigt ist, den geplagten Patienten zu verbieten, ungewöhnliche Mittel auszuprobieren.

Die medikamentöse Basisbehandlung rheumatischer Erkrankungen besteht – neben Kortisonpräparaten in schweren Fällen – in der Gabe sogenannter nichtsteroidaler Antiphlogistika, das sind entzündungshemmende Medikamente. Zu nennen sind hier vor allem die Salze der Salizylsäure (Aspirin-Typ), Diclofenac, Indometacin und Ibuprofen.

Diese Antiphlogistika haben etwas unterschiedliche Wirkungsprofile, die bei den einzelnen rheumatischen Erkrankungen gezielt genutzt werden. Alle jedoch haben mehr oder weniger schwere unerwünschte Nebenwirkungen: Vor allem irritieren sie die Magenschleimhaut, können bestehende Magengeschwüre bis hin zu Magenblutung und Magendurchbruch aktivieren und zu Nierenschäden führen.

Was vermag die Aloe vera bei Gelenkerkrankungen?

Bei der experimentellen Arthritis der Ratte konnte mit Aloe vera eine entzündungshemmende und ödemverringernde Wirkung erzielt werden. Diese Effekte beruhen auf verschiedenen Inhaltsstoffen der Aloe, u.a. (Azetyl-)Salizylsäure, Vitamin E, Ascorbinsäure, Magnesiumlactat, Bradykinase.

Der Gehalt der Aloe an bestimmten Spurenelementen (z.B. Eisen, Kupfer, Magnesium, Mangan, Zink) begründet den günstigen Effekt der sogenannten Oligotherapie auch mit Aloe-Präparaten (d.h. Behandlung mit Spurenelementen bei entzündlichen Gelenkerkrankungen und bei Spondylitis (Wirbelentzündung). Spurenelemente kommen in winzigen Mengen im Organismus vor. Manche – z.B. Eisen, Jod, Kobalt, Kupfer, Magnesium, Zink – wirken als Katalysatoren im Stoffwechsel, andere spielen keine besondere Rolle oder sind, im Übermaß zugeführt, sogar giftig, z.B. Quecksilber, Arsen.

Der bereits mehrfach genannte Dr. Jeffrey Bland vertritt die Auffassung, daß Aloe-vera-Saft Arthritiden bessert, indem er eine bessere Absorption der Antigene in manchen Fremdproteinen begünstigt. Diese Auffassung deckt sich mit den Arbeiten seines Kollegen Dr. Hemmings, aus denen hervorgeht, daß eine unvollständige Aufspaltung der Proteine von Allergenen, wie etwa das Gluten von Getreide und das Kasein der Milch, einen direkten Sturm der Antigene auf die Magenschleimhaut auslösen kann. Diese unvollständig abgebauten Proteinfragmente können eine zu durchlässige Magen-Darm-Schleimhaut durchdringen, in den Blutkreislauf gelangen und von dort Antigen-Antikörper-Reaktionen auslösen, welche die Symptome der Arthritis verschlimmern.

Inzwischen gibt es vorsichtige Spekulationen, denen zufolge die Aloe vera Gelenkschmerzen lindert, indem sie die Ablagerung von Kalzium verhindert. Diese Schmerzlinderung läßt sich vielleicht ebenso mit dem synergistischen Effekt der Inhaltsstoffe (u.a. ja die Salizylsäure) dieser Heilpflanze erklären.

Selbstbehandlung

- Bei Arthritis und Arthrose ist es ratsam, die innerliche und äußerliche Anwendung der Aloe vera zu kombinieren.
- Vor allem bei akuten Gelenkentzündungen sind wiederholte Anwendungen notwendig. Versuchen Sie sowohl das stabilisierte Gel als auch Umschläge mit dem Gel aus frischen Blättern.
- Falls Sie Wärme vertragen, gönnen Sie sich Teilbäder der

betroffenen Partien in warmem Wasser mit Aloe-vera-Konzentrat.

Therapeutische Maßnahmen bündeln

Arthritis wie Arthrose sind komplexe Leiden, an denen viele Faktoren beteiligt sein können. Die aussichtsreichste Behandlungsstrategie wird auf der körperlichen *und* der seelischen Ebene ansetzen.

Eine wichtige Rolle in der Behandlung spielt die Ernährung. Daß bei Gicht eine Ernährungsumstellung, weg von Purin (Innereien, Hülsenfrüchte, Tofu), dringend geboten ist, weiß und beherzigt heute jeder Mediziner. Erst allmählich setzt sich jedoch die Erkenntnis durch, daß eine mehr vegetarisch orientierte Vollwertkost die medikamentöse und krankengymnastische Behandlung von Gelenkerkrankungen sinnvoll ergänzt.

Eine alternative Behandlung, die zu versuchen lohnend sein könnte, ist die Magnettherapie, über die es leider noch zu wenige Studien gibt. Mehrere Untersuchungen weisen aber auf eine entzündungshemmende und schmerzlindernde Wirkung von Magneten hin, die man z. B. gezielt auf bestimmte Akupunkturpunkte einwirken läßt.

Bei Erkrankungen des rheumatischen Formenkreises, dazu zählen auch viele Gelenkerkrankungen, ist eine seelische Komponente nicht zu übersehen. Nicht wenige Experten sehen in chronischen Gelenkerkrankungen ein psychosomatisches Leiden, bei dem Groll, Schuldgefühle und Selbsthaß ursächlich beteiligt sein sollen. Dabei ist freilich zu bedenken, daß die Schmerzen, die mit einer solchen Erkrankung verbunden sind, die seelische Befindlichkeit der Patienten im Krankheitsverlauf tiefgreifend verändern können.

Eines ist sicher: Die Erfolgsaussichten einer Behandlung der Arthritis und der Arthrose sind nicht so schlecht, wie uns manche Ärzte glauben machen.

13. Kapitel

Diabetes

Der Diabetes mellitus, auch Zuckerharnruhr oder Zuckerkrankheit genannt, ist eine Störung des Zuckerstoffwechsels, die durch einen absoluten oder relativen Mangel an Insulin gekennzeichnet ist. Insulin ist ein Hormon. Es wird in einem Teil der Bauchspeicheldrüse (Pankreas) gebildet, senkt den Zuckergehalt des Blutes und ist für den Aufbau von Glykogen, das ist aus Zuckermolekülen (Glukose) zusammengesetzte Stärke, zuständig. Beim absoluten Insulinmangel sprechen die Mediziner von einem insulinpflichtigen Diabetes, weil das fehlende Hormon zugeführt werden muß. Gebräuchlich ist auch die Bezeichnung Typ-I-Diabetes, der wiederum in Untergruppen gegliedert wird. An Typ-I-Diabetes erkranken bereits Kinder und Jugendliche, die dann lebenslang Insulin spritzen müssen. Der Typ-II-Diabetes heißt auch Erwachsenendiabetes oder Altersdiabetes. Die betroffenen Patienten sind älter, ihr Pankreas bildet zwar Insulin, aber ihr Gewebe ist vermindert insulinempfindlich. Diese Patienten sind meist zu dick. Sie müssen abspecken, ihre Ernährung der Stoffwechselstörung anpassen und (nicht in jedem Fall) sogenannte orale Antidiabetika einnehmen. Manchmal genügt eine Diät, um den Blutzucker auf einem zuträglichen Niveau zu halten.

Läßt sich der Blutzuckerspiegel mit Aloe-vera-Präparaten regulieren?

Es gibt mehrere Berichte diabetischer Konsumenten, die nach täglicher Einnahme von Aloe-vera-Saft eine leichte Senkung ihres Blutzuckerspiegels beobachtet haben wollen. Alle diese Patienten hatten allerdings einen Altersdiabetes. Da die Aloe vera dazu beiträgt, den Organismus zu regenerieren und sein inneres Gleichgewicht wiederherzustellen, wäre es denkbar, daß sie die degenerativen Faktoren, die beim Altersdiabetes eine Rolle spielen, reguliert.

Gleichwohl handelt es sich hier nur um Fallberichte, die durch nichts belegt sind, und es braucht mehr, um die Ärzteschaft zu überzeugen. Bisher ist eine Herz-Kreislauf-Studie bekannt, an der auch Diabetiker teilnahmen und die den vorsichtigen Schluß erlauben könnte, daß Aloe in Kombination mit Isabgol (indisches pflanzliches Abführmittel) blutzuckerregulierend wirkt. Es bleibt abzuwarten, ob weitere Studien an großen Fallzahlen ähnliche Resultate ergeben werden.

Aloe vera bei diabetischer Gangrän und weiteren Hautschäden

Im Gefolge eines lange bestehenden Diabetes treten Störungen der Durchblutung und des peripheren Nervensystems auf. Die Nervenenden registrieren beispielsweise nicht, daß eine Stelle am Fuß aufgescheuert ist, daß die Zehen schlecht durchblutet sind usw. Daher erfolgt keine Meldung an die Zentrale im Gehirn, daß der Fuß dringend behandelt werden muß, und aus kleinsten Verletzungen kann dann unversehens eine Gangrän entstehen: das Gewebe zerfällt, und im schlimmsten Fall muß der Fuß amputiert werden. Jetzt verstehen Sie, warum Ärzte immer wieder darauf hinweisen, wie wichtig die Fußpflege (und die Hautpflege generell) für Diabetiker ist.

Die ersten Hinweise, daß Aloe vera malträtierte Haut an den Füßen heilen kann, kamen von Orthopäden, die ja tagtäglich mit allen möglichen Fußleiden, auch denen von Diabetikern, zu tun haben.

Die Aloe vera fördert die Abheilung von Hautläsionen beim Diabetiker und beschleunigt den Abbau ödematöser Schwellungen. Entscheidend ist, daß der Diabetiker selbst ständig darauf achtet, ob seine Füße und die übrige Haut in Ordnung sind.

14. Kapitel

Herz-Kreislauf-Probleme

Arteriosklerose und Angina pectoris

Anläßlich der Jahrestagung der Internationalen Gesellschaft für Angiologie 1984 in San Antonio, USA, berichtete der indische Kardiologe Om Prakash Agarwal über seine Erfahrungen mit der Aloe vera bei Herz- und Kreislauferkrankungen. Über einen Zeitraum von fünf Jahren hatte Agarwal 5.000 Patienten behandelt.

Der Arzt führte aus, seine Studie habe ergeben, daß das Gel aus frischen Aloeblättern als diätetische Ergänzung der Kost die Zahl der Angina-pectoris-Anfälle bei seinen Patienten um 95 Prozent verringert habe. Die Angina pectoris ist ein Krankheitsbild der koronaren Herzkrankheit. Die Herzkrankgefäße sind durch Arteriosklerose verengt, manchmal auch stellenweise blockiert, und wenn die Betroffenen körperlich belastet werden, kommt es zum Anfall. Oft sind bei den Patienten gleichzeitig die Blutfette erhöht, ebenso auch der Blutdruck. Bei seinen Patienten hatte Agarwal unter Aloe vera eine deutliche Senkung des Cholesterols und der Triglyzeride sowie einen Anstieg der Lipoproteine hoher Dichte (das »gute« Cholesterin HDL) beobachtet: alle drei Faktoren senken das Herzinfarktrisiko. Bei den Patienten, die überdies an einem Diabetes litten, reduzierte Aloe vera interessanterweise den Blutzuckerspiegel. Die Wirkungsweise – so Agarwal – sei zwar noch nicht klar, hänge aber zweifellos mit dem hohen Ballaststoffgehalt der Aloe zusammen. Im übrigen seien in keinem einzigen Fall unerwünschte Nebenwirkungen aufgetreten.

Der indische Kardiologe lebte glücklicherweise in einem Land, in dem die Aloe zu den leicht verfügbaren heimischen Heilpflanzen zählt, ein unschätzbarer Vorteil, wenn man den hohen therapeutischen Wert des frischen Gels der Pflanze kennt und nutzen will. In Indien ist die Pflanze fast allgegenwärtig. Sie ist ein beliebter Zimmerschmuck, und in manchen Gegenden Indiens wird sie auch in Suppen und im Brot verwendet. In der ayurvedischen Medizin hat sie einen würdigen Platz als Tonikum, als Mittel gegen Würmer, Hepatitis, Erbrechen, Asthma, Lepra und mannigfache andere organische Leiden.

Eben dieser kulturelle Hintergrund, das hohe Ansehen der Aloe in der Volksmedizin, veranlaßte Agarwal, die Pflanze versuchsweise bei der Arteriosklerose therapeutisch einzusetzen, eine bis dahin unbekannte Indikation. Auslöser für den Versuch war ein Patient, den ein ayurvedischer Arzt wegen einer Hepatitis mit Aloe vera behandelt hatte und dessen Arteriosklerose dabei ebenfalls gebessert wurde. Die Aloe hatte also zwei Fliegen mit einer Klappe geschlagen.

Agarwal hatte keine Schwierigkeiten, ein großes Kollektiv von Patienten mit Herz- und Kreislaufkrankheiten zu rekrutieren (es handelte sich durchwegs um Sozialhilfeempfänger). Das Alter der Patienten betrug 35 bis 65 Jahre, zwei Drittel waren Männer, und zwei Drittel aller Patienten hatten Diabetes. Bei allen Patienten ließ das Elektrokardiogramm eine Mangeldurchblutung des Herzmuskels erkennen, und bei einem guten Drittel des Kollektivs bestand ein Bluthochdruck. Die Hälfte der Patienten rauchte täglich 10 bis 15 Zigaretten.

Allen Patienten verordnete Agarwal täglich 100 g Aloemark und 20 g Isabgol, eine zellulosereiche indische Heilpflanze, die traditionell gegen Verstopfung eingesetzt wird. Beide Pflanzenteile wurden mit Mehl zu einem Fladenteig verknetet. Von den Fladen mußten die Patienten zweimal täglich 50 g verzehren.

Von der zweiten Behandlungswoche an wurde ein günstiger Effekt der Behandlung auf die Angina pectoris erkennbar, und die Patienten fühlten sich zunehmend wohler. Nach drei Monaten hatte sich das EKG, vielfach auch das Belastungs-EKG, bei der Mehrzahl der Patienten normalisiert oder deutlich gebessert.

Erhöhter und zu niedriger Blutdruck

Vereinzelt weisen Berichte von Patienten über Selbstmedikation mit Aloe vera darauf hin, daß erhöhter oder zu niedriger Blutdruck sich normalisierte. Manche beobachteten auch eine Besserung des Allgemeinbefindens nach einem Herzanfall. Offenbar muß der Aloe-vera-Saft aber über längere Zeit eingenommen werden, bis eine spürbare Besserung eintritt. In manchen Fällen wurde die Aloe vera mit

Propolis kombiniert. Propolis oder Kittharz ist ein Sammelerzeugnis der Honigbienen. Die Propolis wirkt antimikrobiell, durchblutungsfördernd und entkrampfend. Da sie schwere Allergien auslösen kann, sollte sie aber grundsätzlich nur durch einen Arzt therapeutisch angewandt werden.

Über die Wirkung der Aloe vera auf den Blutdruck gibt es kaum Untersuchungen. Allerdings liegen interessante Ergebnisse einer Studie vor, in der die Anregung der Herzfunktion durch Aloe saponaria, eine afrikanische Aloe-Art – ich erwähnte sie bereits im Zusammenhang mit der Hautpflege – geprüft wurde. Aloe saponaria enthält neben anderen Wirkstoffen Kalzium-Isozitrat, das ein wirksames Herztonikum ist.

15. Kapitel

Aloe vera: ein äußerst vielseitiges Therapeutikum für Sportler

Sind Sie Trainer, Sportmediziner, Leistungssportler oder ganz einfach Hobbysportler? Wenn es einen Bereich gibt, in dem die Aloe vera rasche Hilfe zu leisten vermag, dann beim Amateur- und Leistungssport. In der Welt des Sports muß eine Behandlung schnell gehen, vor allem bei Ausscheidungskämpfen gegen Ende der Saison (Fußball, Baseball, Hockey ...) oder während internationaler Meisterschaften, bei denen den Sportlern das Äußerste abverlangt wird. Und unter dem Druck des Publikums oder des eigenen Ehrgeizes riskieren die Sportler viel zu oft, daß nicht ausgeheilte Verletzungen sich wieder verschlimmern.

In den USA haben viele Trainer und Sportler längst die Vorteile der alten Heilpflanze erkannt und sich die bekanntesten Aloe-vera-Präparate beschafft. Das gilt nicht nur für Texas, das Paradies der Aloe vera, sondern auch für die übrigen Bundesstaaten.

Wir werden nun einige der häufigsten sportmedizinischen Indikationen für die Aloe vera Revue passieren lassen. Zuvor will ich Sie darauf aufmerksam machen, was Sie beim Umgang mit Aloe unbedingt beachten müssen:

1) Um rasche Ergebnisse zu erzielen, soll das Aloe-vera-Gel von Beginn der Behandlung an großzügig und mehrmals wiederholt angewandt werden.
2) Stets sollen fachkundig stabilisierte, hochwertige Produkte verwendet werden.
3) Falls die frische Pflanze für Umschläge benutzt werden soll, darf das Gel nicht aus dem Inneren des Blattes herausgelöst werden (siehe 3. Kapitel, Seite 57).

Blasen

Alles hängt von der Hautempfindlichkeit des einzelnen ab. Manche Leute bekommen leichter Blasen als andere, wenn die ungeschützte Haut aufgescheuert wird. Der auslösende Reiz kann ganz verschieden sein: Sandalen, Griff des Tennisschlägers, Gelenkschützer, Rucksack oder sogar die BH-Träger. Als vorbeugende Maßnahme ist es sinnvoll, die gefährdeten Stellen mit einer Aloe-Creme einzureiben.

Behandlung:

- Falls das Unglück geschehen ist, gehen Sie folgendermaßen vor, um rasch wieder weitertrainieren zu können, ohne den Schmerz und die Infektion zu steigern. Zuallererst reinigen Sie die Blase sehr gründlich, ob sie geplatzt oder noch geschlossen ist. Ist die Blase noch geschlossen, öffnen Sie sie mit einer sterilen Nadel. Anschließend bedecken Sie die Blase mit Aloe-vera-Gel. Die Verletzung wird dadurch desinfiziert und der brennende Schmerz innerhalb weniger Minuten beseitigt.

- Falls Sie keine Zeit haben, die Wundfläche unbedeckt an der Luft trocknen zu lassen, bevor Sie sie wieder mit dem in Berührung bringen, was die Blase ausgelöst hat (z.B. Joggingschuhe usw.), nehmen Sie ein Stück Verbandmull, schneiden ein Loch vom Durchmesser der Blase hinein und drapieren es um die Blase. Darüber legen Sie ein weiteres Stück Verbandmull, das Sie reichlich mit Aloe-vera-Gel getränkt haben, und fixieren diesen Verband mit einem Heftpflaster. Wechseln Sie den Verband mehrmals täglich.

Hautabschürfungen

Stürze sind bei Sportlern keine Seltenheit. Bei einem Sturz kann man sich relativ großflächige Wunden zuziehen, die um so schwerer heilen, als sie sich an ungeschützten Stellen des Körpers befinden. In Kalifornien benutzen die jugendlichen Inlineskater bei den zahlreichen Hautabschürfungen, die sie sich täglich zuziehen, gerne Aloe vera. Da sie so rasch wirkt, eignet sie sich ideal für Wagemutige aller Altersklassen und Disziplinen.

Behandlung:
- Wunde sorgfältig mit Wasser und Seife reinigen.
- In Abständen von 20 Minuten Aloe-vera-Gel auf die gründlich gereinigte Wunde auftragen.
- Wenn möglich, keinen Verband anlegen. Offene Wundbehandlung.

Haut- und Schleimhautreizungen

Die Aloe vera hat sich auch bei anderen Formen der Hautreizung bewährt, etwa bei Fußpilz, Schwielen, Hühneraugen usw. Das gleiche gilt für kleine Verletzungen der Mundschleimhaut durch den Gebißschutz bei Boxern und Hockeyspielern oder durch Zahnspangen bei sehr jungen Sportlern usw. Durch die fungizide und antibakterielle und anästhesierende Wirkung der Aloe vera werden diese Hautreizungen schon in wenigen Minuten gemildert. Bei längerer Behandlung geht es Pilzen und Bakterien an den Kragen.

Behandlung:
- Es sind wiederholte Anwendungen der Aloe vera erforderlich.
- Bei kleinen Schleimhautgeschwüren im Mund kann konzentrierter Aloe-vera-Saft (oder verdünntes Gel) auf die schmerzenden Stellen gesprüht werden. Auch Gurgeln oder Mundspülungen mit Aloe-vera-Gel sind wirksam (ausführlicher erläutert im 9. Kapitel).

Verstauchung, Verrenkung, Sehnenentzündung

Sportler, die sich ein hartes Training zumuten, riskieren ständig Verstauchungen, Verrenkungen, Hexenschuß, Zerrungen. Die Bänder der Fuß- und Kniegelenke, der Ellbogen, der Handgelenke und der Fingergelenke (Daumen) können leicht überdehnt werden oder reißen. Üblicherweise werden Verstauchungen und Sehnenentzündungen gekühlt (Eispackung) und die betroffene Gliedmaße ruhiggestellt. Texanische Trainer haben die Erfahrung gemacht, daß Aloe vera oft bei Sportverletzungen hilft, wenn andere Mittel versagt haben.

Behandlung:

- Malträtierte Gelenke und Bänder werden behandelt, indem man eine mit Gel getränkte Kompresse auf die betroffene Stelle auflegt und mit einem Verband fixiert. Kompresse und Verband werden erneuert, sobald das Gel absorbiert ist, oder man hebt den Verband leicht an und bringt das Gel in festgelegten zeitlichen Abständen zwischen Haut und Kompresse ein.
- Ein texanischer Trainer, SPANKY STEVENS, kombiniert Aloe mit der klassischen Methode der Eispackung. Sie können auch abwechselnd die Eispackung und eine sanfte Massage mit Aloe-vera-Lotion anwenden. Auch können Sie konzentrierten Aloe-vera-Saft in einem kleinen Eiswürfelbereiter tiefgefrieren und dann die Verletzungsstelle kräftig mit dem Aloe-Eiswürfel abreiben, bis er geschmolzen ist.
- Bei schwerer Verstauchung muß z.B. ein Fußgelenk fest bandagiert werden, um es weniger zu belasten. Die Erfahrung hat gezeigt, so Spanky Stevens, daß die Heilung beschleunigt wird, wenn man die Bandage mit Aloe vera tränkt und feucht hält.
- Auch der Zusatz konzentrierter Aloe vera zu warmem oder kaltem Wasser im Sprudelbad hat sich als wirksam erwiesen.

- Falls Sie den Verdacht haben, daß sich unter einer Schwellung etwas Schlimmeres verbirgt, lassen Sie eine Röntgenaufnahme anfertigen; es könnte sich ja um einen Knochenbruch handeln.
- Auch die Behandlung mit Aloe läßt sich beträchtlich abkürzen, wenn sie mit einer Magnettherapie kombiniert wird. Dieses Verfahren ist leider noch nicht so verbreitet, wie man es sich wünschen möchte. Gewöhnlich werden Magnete von 1 500 Gauß Stärke verwendet und jeweils der Pol mit der Haut in Berührung gebracht, dessen Wirkung genutzt werden soll: Der Nordpol wirkt entkrampfend und muskelentspannend, der Südpol tonisierend, vasokonstriktorisch, entzündungshemmend und anästhesierend. Magnetpflaster werden auf den maximalen Schmerzpunkten angebracht, bis zu mehreren Tagen belassen und, falls nötig, erneuert.

Bauchschmerzen und nervöse Spannung

Die Wirksamkeit der Aloe vera bei Bauchweh, das viele Sportler bei Wettkämpfen heimsucht, ist wohlbekannt. Lampenfieber oder »Schmetterlinge im Bauch« sind wunderbar geeignet, um den Verdauungstrakt durcheinander zu bringen, und dadurch wiederum kann die mentale Konzentration und die Leistung gemindert werden.

Erfahrungsgemäß vermag die Aloe vera, innerlich genommen, nervöse Spannungen bis zu einem gewissen Grad zu mildern. Wohlgemerkt, es geht nicht darum, den Streß gänzlich zu beseitigen, denn ein vernünftiger Streßpegel steigert das seelische und körperliche Leistungsvermögen. Allerdings müssen während sportlicher Wettkämpfe die Magen- und Darmfunktionen reguliert werden. Dies läßt sich erreichen oder unterstützen, indem man täglich ein Likörglas Aloe vera als Aperitif vor oder als Digestif nach dem Essen trinkt.

Während der Trainingsphase kann der Sportler Aloe vera als Energiespender nutzen. Mehr darüber erfahren Sie im nächsten Kapitel.

16. KAPITEL

Die Aloe vera als Nahrungsergänzung und Gesundheitselixier

Mehrfach ist berichtet worden, daß Aloe vera zur Nahrungsergänzung geeignet ist und in bestimmten Fällen auch eine kleine Zwischenmahlzeit ersetzen kann. Mein Kollege CHRISTIAN MILAT, der bei Montreal praktiziert, erzählte mir, daß er und seine Frau sich anläßlich einer Ausstellung damit begnügten, morgens und spät abends eine leichte Mahlzeit zu sich zu nehmen, und dazwischen nur mittags und spätnachmittags ein Glas Aloe-vera-Saft zu trinken. Und trotz der Hektik und des ständigen Wirbels um die Veranstaltung hielten beide problemlos die anstrengenden zehn Tage durch.

In welchem Umfang nun kann die Aloe vera Defizite bei unserer Ernährung ausgleichen? Christian Milat meint, die Aloe sei deshalb als Nahrungsergänzung so interessant, weil sie Stoffe enthält, die in der normalen Kost und oft sogar bei naturbelassener und ausgewogener Kost nicht oder in zu geringen Mengen vorkommen. Von den 22 Aminosäuren, die im menschlichen Körper nachgewiesen sind, enthält die Aloe vera immerhin 18, davon 7 der 8 essentiellen Aminosäuren (das sind solche, die dem Körper zugeführt werden müssen, weil er sie benötigt, aber nicht selbst synthetisieren kann).

Außerdem finden sich in der Aloe verschiedene Spurenelemente, die wir zwar nur in ganz geringen Mengen benötigen, die aber als Katalysatoren zahlreiche lebenswichtige Stoffwechselprozesse einleiten und begleiten.

Übrigens trifft es zu, daß bestimmte Mineralien und Vitamine – verglichen mit der Dosierung in handelsüblichen Präparaten zur Nahrungsergänzung – nur in winzigen Mengen in der Aloe vera nachgewiesen wurden. Aber es ist besser, diese Stoffe in kleinen leicht verwertbaren Mengen zu sich zu nehmen, als weniger gut verwertbare große Mengen in Kapselform zu schlucken.

Tatsächlich sind wir noch längst nicht so weit, daß wir unser gewohntes Essen durch Pillen ersetzen könnten. Keine noch so pfiffig komponierte Pille kann uns die vielen bislang unbekannten oder nicht isolierten Substanzen liefern, die wir bei konventioneller Ernährungsweise aufnehmen. Das haben vergleichende Untersuchungen in den USA eindeutig bewiesen. Es ist denkbar, daß die Aloe einige der noch nicht sicher identifizierten Stoffe enthält, wie wir sie uns mit gesunder Kost einverleiben.

Natürlich ist es, wenn Sie eine schwere Erkältung haben, vernünftiger, hochdosierte Vitamin-C-Kapseln zu schlukken als 15 Liter Aloe-vera-Saft zu trinken. Das bedeutet jedoch nicht, daß Sie bei Erkältung oder Grippe keine Aloe vera einnehmen sollten. Ebenso können Sie Ihre Halsschmerzen lindern, indem Sie mit Aloe-vera-Saft gurgeln.

Vorsicht beim Kauf von Aloe-Präparaten oder: Papier ist geduldig!

Lernen Sie, die Inhaltsangabe auf den Packungen richtig zu lesen. Viele Hersteller protzen mit dem Nährstoffgehalt der Aloe vera und drucken Etiketten mit langen Listen unverständlicher Vokabeln. Lassen Sie sich davon nicht beeindrucken!

Nehmen wir zum Beispiel Enzyme. Manche Hersteller werden Ihnen erzählen, daß Aloe vera sehr enzymreich ist. Das trifft zwar für die frische Pflanze zu, aber bei der Verarbeitung werden beispielsweise durch die Hitzekonservierung die Enzyme zum großen Teil zerstört. Ich rate Ihnen, alle Informationen, die von Herstellern auf die Etiketten ihrer Produkte gedruckt werden, äußerst kritisch zu lesen. Was für das Gel oder Filet aus der frischen Aloe vera gilt, läßt sich nicht automatisch auf jedes Handelspräparat übertragen.

Indessen genügt schon die Anwesenheit von Verdauungsenzymen in einem fachgerecht stabilisierten Präparat, um aus der Aloe vera eine hervorragende Nahrungsergänzung zu machen. Die Aloe vera liefert also nicht nur bestimmte notwendige, gut verwertbare Substanzen, sondern fördert dank ihrer Verdauungsenzyme auch die Verwertung und Verdauung der gewohnten Kost.

Ich möchte nochmals wiederholen: Machen Sie einen Bogen um Billigangebote! Das mindeste ist, daß Sie mehr davon einnehmen müssen, um den gleichen Effekt wie bei einem hochwertigen Präparat oder um überhaupt einen Effekt zu erzielen.

Zum innerlichen Gebrauch bietet der Handel Aloe-vera-Saft oder Trink-Gel an in einer Konzentration von mindestens 50 Prozent. Die Aloe-vera-Drinks enthalten zwischen 10 und 50 Prozent Aloe-Gel.

DRITTER TEIL

Anwendung der Aloe vera in der Tierheilkunde

17. Kapitel

Eine Heilpflanze als Tierarzt

Man kann gewiß Tierversuche im Labor anprangern, und es wird auch mehr und mehr versucht, darauf zu verzichten. Glücklicherweise dient das Leiden oder Sterben der Labortiere beim Nachweis der Wirkungen der Aloe vera nicht nur egoistischen menschlichen Interessen. Auch die Tiere selbst profitieren letztlich davon.

Diesen bedauernswerten Versuchskaninchen wurden mit elektrischem Strom Verbrennungen zugefügt, Gliedmaßen amputiert, bösartige Tumoren oder Gelenkentzündungen künstlich beigebracht, Erfrierungen an den Ohren gesetzt, aber nichtsdestoweniger konnte durch die Versuche einer neuen Generation von Tierärzten gezeigt werden, daß die Aloe vera ein Therapeutikum ersten Ranges ist und vielseitig dazu. Richard Holland, Mitautor des Buchs *Creatures of Our Care* (Tiere in unserer Obhut) und akademischer Lehrer an der veterinärmedizinischen Fakultät der Universität Minnesota, zögert nicht zu behaupten, daß die »Aloe vera eine der vielseitigsten Behandlungsmöglichkeiten darstellt, die mir je begegnet sind«.

Und eins ist sicher: Falls die Labortiere gelitten haben, dann ganz gewiß nicht wegen Aloe vera, die ihnen ganz im Gegenteil Linderung verschaffte oder Heilung brachte. Anders als viele synthetisch hergestellte Heilmittel führt die Aloe auch beim Tier praktisch nie zu toxischen Nebenwirkungen, nicht einmal nach Einnahme hoher Dosen. Der andere Autor von *Creatures of Our Care*, der amerikanische Apotheker Bill Coats, meinte lakonisch: »Wenn Sie eine Ratte mit Aloe vera umbringen wollen, müssen Sie sie schon darin ertränken.« Diese Unbedenklichkeit der Aloe belegt auch eine Studie, in der man den Magen der Versuchstiere vollständig mit dem schleimigen Gel der Aloe gefüllt hatte. Es wurde keinerlei toxische Wirkung beobachtet, auch nicht unmittelbar im Bereich von Magen und Darm.

Ich möchte präzisieren, daß hier von dem frischen Blatt bzw. von Produkten, die aus dem stabilisierten Gel der Aloe vera hergestellt wurden, die Rede ist. Von den offizinellen Aloe-Extrakten der klassischen Medizin läßt sich das nicht behaupten. Sie sind ja aus einem anderen Teil des Blattes hergestellt, haben ganz andere Wirkungen und entsprechend auch andere Indikationen und müssen mit großer Vorsicht angewandt werden. Am Ende dieses Kapitels werde ich die Wirkungen und Indikationen der verschiedenen Präparatetypen nochmals zusammenfassen.

Von Pillen und Nadeln und anderen heilsamen Dingen

Die Faszination, die seit geraumer Zeit die sanften Heilverfahren ausüben, macht nicht beim Menschen halt. Ausgehend von dem Prinzip, daß alles, was dem Menschen wohltut, auch für das Tier gut ist und umgekehrt, beginnt die Tierheilkunde des *New Age*, die alten Heilpflanzen und die »verteufelten« Behandlungsmethoden wie Akupunktur und Homöopathie wiederzuentdecken. Viele Tierärzte in Kanada wie auch in Europa sind überzeugte Anhänger der Akupunktur und der Homöopathie. Und bei den behandelten Tieren kann natürlich keine Rede sein von einem Placeboeffekt. Daher sind diese Ansätze in der Veterinärmedizin so außerordentlich wertvoll.

Ebenso wurde das zunehmend populärere Konzept der biologisch-dynamischen Landwirtschaft inzwischen durch das der artgerechten Tierzucht und Tierhaltung ergänzt. Viele Tierärzte und Bauern suchen menschlichere, natürlichere und umweltfreundlichere Methoden der Nutztierhaltung.

Von dieser Rückbesinnung auf das Natürliche, wo Moderne und Tradition sich merkwürdig mischen, hat die Aloe vera beachtlich profitiert. Der ökologisch motivierte Tierarzt bereichert heute sein therapeutisches Arsenal der Globuli und Nadeln um Aloe vera, die wegen ihres breiten Wirkungsspektrums aus ihrer alten Rolle als Abführmittel zum Allheilmittel aufgewertet wurde. In Ländern wie Mexiko, Neu-Mexiko, Arizona, Texas, Kalifornien, Louisiana, Mississippi oder Florida, wo die Pflanze wegen der klimatischen Bedingungen leicht zur Hand ist, hat die Anwendung der frischen Pflanze auch in der Tiermedizin jahrhundertelange Tradition.

In seinem Buch *The silent healer* (eine sanfte Medizin) erzählt Bill Coats, daß er eines Tages in Mexiko beobachtete, wie ein Viehzüchter einem seiner kostbaren und preisgekrönten Rinder, das von einer Klapperschlange gebissen worden war, zwei aufgeschnittene Aloeblätter auf dem massiv geschwollenen Bein befestigte. Bald darauf konnte das Tier wieder auf allen vieren stehen. Nach 24 Stunden war die Schwellung gänzlich verschwunden. Ich habe bereits darauf hingewiesen, daß solche Ergebnisse nur mit dem frischen Gel erzielt werden oder allenfalls mit einem extrem gut konservierten Gel-Präparat.

Selbst habe ich auch gute Erfahrungen mit Aloe vera bei Augenentzündungen und -infektionen von Hamstern und Wellensittichen gemacht. Diese Kleintiere, die ja in vielen Familien gehalten werden, bekommen leicht Augenentzündungen, die unbehandelt für die Tiere höchst gefährlich werden können.

Einer unserer Hamster, der besonders kräftig und streitbar war, hatte sich bei seiner Ankunft schwer am Auge verletzt. Der Bereich um das Auge war blutig, stellenweise fehlten ihm die Haare. Ich behandelte die Verletzung zweimal mit Aloe-vera-Gel. Sie heilte komplikationslos, und innerhalb weniger Tage wuchs das Fell wieder nach. Inzwischen hat der Hamster sich zu einem unermüdlichen Läufer gemausert und rennt die halbe Nacht in seinem Laufrad herum. Ich glaube nicht, daß die Verletzung ohne meine Behandlung so schnell verheilt wäre.

Ein skeptischer Tierarzt

Nie hätte der texanische Tierarzt Bob Corbett gedacht, daß er eines Tages eine Tierarznei auf Aloe-Basis, Aloe-Vet-C, entwickeln würde, denn er war ein hochgradiger Skeptiker. Dank der zähen Beharrlichkeit seiner Tante, einer bedingungslosen Anhängerin der Aloe vera, entschloß er sich schließlich, an 400 Kühen mit Infektionen der Gebärmutter einen Versuch zu riskieren.

Zunächst testete er ein stabilisiertes Handelspräparat. Ein Teil der Herde wurde mit einer konventionellen Antibiotikalösung, die andere mit Aloe vera behandelt. Nach einigen Wochen zeigte sich eindeutig, daß die Aloe doppelt so wirksam war wie Antibiotika.

Corbett mochte der Sache noch nicht trauen und machte deswegen an der Brigham-Young-Universität ein ähnliches Experiment mit Ratten. Und auch hier bewährte sich die Aloe vera. Von da an verwendete Corbett ein stabilisertes Aloe-vera-Präparat in seiner tierärztlichen Praxis. Da er sich indessen zunehmend auf große Tiere spezialisierte, wurde die Aloe-Therapie wegen der erforderlichen riesigen Dosen zu teuer.

Dies war die Geburtsstunde des Präparates Aloe-Vet-C, das außer Aloe-vera-Gel auch Allantoin (wundheilungsfördernd), Propylenglykol (desinfizierend), Vitamin C (bakterizid) und Kaliumsorbat (konservierend) enthält. Aloe-Vet-C wurde eigens für die Behandlung von Milchvieh entwickelt, insbesondere bei Infektionen der Gebärmutter und des Euters. Unter den veterinärmedizinischen Präparaten auf Aloe-Basis zählt Aloe-Vet-C in Nordamerika zu den Spitzenreitern.

Bei den Infektionen der Gebärmutter, die bei den Kühen meist 21 bis 30 Tage nach dem Kalben auftraten, beobachtete Corbett, daß Aloe-Vet-C die Entzündung abschwächte, den Bakterien zu Leibe rückte und die Heilung des Gewebes förderte. Die in die Gebärmutter eingespritzte therapeutisch wirksame Dosis betrug 60 bis 120 ccm. Da Aloe-Vet-C keine Antibiotika enthält, kann die Kuhmilch auch während der Behandlung unbedenklich genossen werden.

Auch Entzündungen des Euters sprechen sehr gut auf lokale Injektion therapeutischer Dosen von Aloe-vet-C an. Schwellungen gehen sehr rasch zurück. Die Anwender haben allerdings festgestellt, daß die Milch der so behandelten Kühe vorübergehend infektiöses Material enthielt. Insgesamt liegen noch zu wenig Untersuchungen zu dieser Indikation vor, als daß man die Anwendung von Aloe-Vet-C beim entzündeten Euter uneingeschränkt empfehlen könnte.

Ähnliche Vorbehalte gelten auch für die Indikation von Aloe-Vet-C bei Problemen im Zusammenhang mit Tiertransporten. Der bereits zitierte Dr. Richard Holland hat beobachtet, daß das »Transportfieber« bei Kälbern, das mit schwerer Atemnot und Durchfällen einhergeht, durch Aloe-Vet-C deutlich gemildert wurde, aber auch hier fehlen bisher ausreichende Untersuchungen.

Zwei Hunde und ein Affe

Die Wissenschaftler sind nicht darauf erpicht, Tiere zu quälen. Manchmal kommen sie gerade noch rechtzeitig, um Tieren das Leben zu retten. Ich möchte dies mit drei kurzen Fallgeschichten belegen: An der Universität Chicago gibt es eine Tierforschungsanstalt, die Carlson Animal Research

Facility. Dort wurden eines Tages zwei Schäferhunde mit so schweren Verbrennungen eingeliefert, daß man sie andernorts normalerweise eingeschläfert hätte, denn eine Intensivbehandlung ist sehr kostspielig, und die wenigstens Hundehalter können sich das leisten. Im übrigen kann ein Zuviel an Narben, wenn so ein schwerverletztes Tier gerettet wird, später manche Körperfunktionen beeinträchtigen. In diesem Fall hatten die Tiere das Glück, daß sich aufgeschlossene Forscher ihrer annahmen und sie mit einer 70prozentigen Aloe-vera-Creme sowie mit Aloe-vera-Tabletten behandelten. Allerdings waren seit dem Unglück bereits 72 Stunden vergangen.

- Der eine Schäferhund hatte 50prozentige Verbrennungen erlitten. Unter der Behandlung zeigten sich nach sechs Tagen die ersten Anzeichen einer Heilung an der Haut. Am siebten Tag war die Neubildung von Epithel sogar an der Stelle sichtbar, die am schlimmsten verbrannt war. Nach elf Tagen war das Epithel an den Wundrändern völlig, im Zentrum einigermaßen wiederhergestellt. Vom 17. Tag an begann das Fell wieder nachzuwachsen. Am 23. Tag waren die Verletzungen abgeheilt. Es blieben lediglich ein paar kleine Narben zurück.
- Bei dem anderen Schäferhund, dessen Verbrennungen 35 Prozent der Körperoberfläche verletzt hatten, verlief die Heilung schneller, weil er bereits vier Stunden nach dem Unfall behandelt wurde. Er wurde nicht nur mit Aloe-vera-Creme und -Tabletten behandelt, sondern bekam außerdem Penicillin und Dextrose-Lösung. Nach drei Tagen wurden nur noch Creme und Tabletten verabreicht. Zehn Tage nach dem Unglück waren die Wunden

abgeheilt, ohne Narben zu hinterlassen. Fünfundzwanzig Tage danach war die Haut wieder weich und glatt, und das Fell wuchs tüchtig nach.

- Das Team an der Carlson Animal Research Facility behandelte auch ein Rhesusäffchen, dessen Körperoberfläche zu 70 Prozent verbrannt war und das eigentlich keine Überlebenschancen hatte. Doch das Tier kam nicht nur mit dem Leben davon, sondern wurde wieder vollkommen gesund. Zur Behandlung wurde im wesentlichen Aloe vera eingesetzt. Der unerwartete Heilungserfolg ist dem raschen Eingreifen wenige Minuten nach dem Unfall zu verdanken. Die Behandlung mit Aloe vera wirkt um so nachhaltiger, je früher sie beginnt. Deswegen ist es so wichtig, stets für alle Fälle entweder ein hochwertiges Aloe-vera-Präparat oder eine Aloepflanze zur Hand zu haben.

Aloe vera und biologische Landwirtschaft

Einige Bauern im Québec haben begonnen, ihre Tiere im Falle eines Falles mit Aloe vera zu behandeln. Einer von ihnen ist Bertrand Lacasse aus Saint-Henri-de-Lévis, der neben Gemüseanbau eine Schweine- und Legehennenzucht betreibt. Wie alle Züchter hatte er immer wieder das Problem, daß etwa 50 Prozent seiner Ferkel nach dem Entwöhnen Durchfälle bekamen. Daran sterben circa fünf Prozent der kranken Ferkel, und die Überlebenden leiden unter Gedeihstörungen. Dieses Problem bekam Lacasse in den Griff, als er anfing, den Tieren Aloe vera zu verabreichen.

Er sagt selbst, daß die Aloe vera kein Wundermittel ist, das alle Probleme löst. Ebenso wichtig ist die richtige Fütterung der Tiere, die artgerechte Haltung usw.

Sobald diese Bedingungen erfüllt sind, kann die Aloe vera rein präventiv eingesetzt werden, etwa vor Streßsituationen oder wenn im Winter mal die Heizung im Stall für ein paar Stunden ausfällt usw. Vorbeugend verwendet Lacasse Aloe vera auch bei Hühnern, die er gerade gekauft hat. Seither sind die Tiere bei ausgezeichneter Gesundheit und zeigen eine bessere Legeleistung.

Insgesamt ist der Wirkungsbereich der Aloe vera in der biologischen Tierzucht noch weitgehend unerforscht, und es wäre anmaßend, Richtlinien für die Anwendung aufzustellen. Es muß jedem selbst überlassen bleiben, dort, wo die klassischen Mittel versagen, ein überschaubares Risiko einzugehen. Soviel sei nur nochmals gesagt: Was gut ist für den Menschen, ist im allgemeinen auch gut für das Tier und umgekehrt. Somit gilt hier praktisch alles, was über die therapeutische Anwendung der Aloe vera beim Menschen gesagt wurde.

Eine Heilpflanze als Tierarzt: Anwendung der Aloe vera bei Haustieren

Falls Sie ein Haustier halten, ist die Aloe vera ein wunderbares Mittel, um im Fall des Falles eine ganze Reihe von Bagatellbeschwerden zu behandeln. Tiere reagieren nämlich sehr gut auf die Heilpflanze, oft sogar besser als Menschen. Wie schon erwähnt, sind die Indikationen beim Tier im Grunde die gleichen wie beim Menschen. Und bedenken Sie auch, daß Haustiere länger leben als ihre Artgenossen in der freien Natur. Ein Kater, der durch die Gassen streunt und in heiße Kämpfe verwickelt wird, erreicht vielleicht ein Alter von drei Jahren. Ein kastrierter und vernünftig gewordener Hauskater dagegen kann bis zu zwanzig Jahre alt werden. Die Lebenserwartung eines Hundes beträgt an die 25 Jahre. Dies bedeutet, daß auch Ihre Haustiere eines Tages von Alterskrankheiten heimgesucht werden. Sie werden somit früher oder später Arthritis, Bindehautentzündung, grauen Star, Verdauungsstörungen und allerlei Gebrechen bekommen – lauter Leiden, die gut auf Aloe vera ansprechen.

Aloe vera eignet sich ebenso zur Therapie wie zur Prophylaxe. Die prophylaktische Anwendung ist vor allem bei neu aufgenommenen Haustieren angezeigt. Viele dieser Tiere leiden nämlich an unerkannten Infektionen, vor allem, wenn ihre Herkunft etwas ungewiß ist – ich denke hier an den teilweise zwielichtigen Tierhandel. Ob der Hund, den Sie anschaffen, ordentliche Papiere hat oder einen dubiosen Stammbaum: Sie sollten ihn unter allen Umständen tierärztlich untersuchen lassen. Das mag bei kleinen Tieren, die wenig kosten, wie z. B. Hamstern oder Vögeln, weniger wichtig sein. Wenn Sie jedoch eine Menge Geld für ein Tier auf den Tisch blättern, lohnt es sich. Im übrigen besteht ja auch immer ein gewisses Risiko, vor allem bei Kleinkindern, daß krank machende Keime übertragen werden.

Doch ungeachtet, ob das Tier veterinärmedizinisch untersucht wurde oder nicht, geben Sie ihm täglich Aloe vera ins Trinkwasser oder ins Futter, und zwar mindestens in den ersten zwei oder drei Wochen, nachdem es Ihr Hausgenosse wurde. Die Aloe vera stellt in diesem Fall eine ideale gesundheitsfördernde und tonisierende Nahrungsergänzung dar. Wenn Sie darüber hinaus darauf achten, Ihren Tieren gereinigtes Trinkwasser zu geben, werden sie um so kräftiger und gesünder sein.

Von Zeit zu Zeit sollten Sie Ihren Haustieren kurmäßig Aloe vera verabreichen, indem Sie ihnen minimale Dosen ins Trinkwasser oder unter das Futter mischen. Auf den Westindischen Inseln und im Süden Floridas zerschneidet man Aloeblätter und gibt die Stücke ins Trinkwasser des Geflügels, z. B. während der Mauser und wenn die Tiere den Pips haben.

Aloe vera in der Tierhaltung

Mit Aloe vera können Sie auch beim Tier praktisch das gesamte Spektrum von Gesundheitsstörungen behandeln, das bereits für den Menschen ausführlich erläutert wurde. Die Anwendungsweise hängt davon ab, ob Sie Nutztiere oder Haustiere behandeln wollen. Wie dem auch sei, die folgenden Empfehlungen beziehen sich auf das Aloe-vera-Gel. (Hinweise auf die offizinelle Aloe vera, ihre Indikationen und Gegenindikationen beenden dieses Kapitel.)
Sie können das frische Blatt der Aloe vera ebenso wie die verschiedenen Handelspräparate auf Aloe-vera-Basis verwenden. Ich erwähnte bereits, daß es in den USA eigens für die Tiermedizin entwickelte Aloe-Präparate gibt, z.B. Aloe-Vet-C. Praktisch in der Anwendung ist ein konzentrierter

Flüssigextrakt aus Aloe-vera-Gel, der als Aerosol erhältlich ist (Forever Living Products). Diese Darreichungsform hat sich sehr bewährt, um schmerzende Wunden bei nervösen Tieren zu behandeln, da man das Aerosol notfalls versprühen kann, ohne das Tier zu berühren.

1. Aloe vera bei Haustieren

- Falls Sie nur wenige Tiere halten, genügt ein hochwertiges Handelspräparat aus stabilisiertem Aloe-vera-Gel oder -Saft oder ein Stück Filet aus der frischen Pflanze, um Ihre Lieblinge äußerlich zu behandeln.
- Falls Sie eine Verletzung mit der frischen Pflanze behandeln wollen, achten Sie darauf, das Gel mit der (nach außen gewandten) Blattseite aufzulegen. Die Erfahrung hat nämlich gezeigt, daß diese kombinierte Wirkung stärker ist. Halbieren Sie also ein Stück vom Blatt längs, und bringen Sie eine Hälfte mit der Gelseite auf die Wunde auf.
- Wenn Sie Aloe-vera-Saft oder -Gel ins Trinkwasser oder Futter mischen, bedenken Sie, daß der bittere Geschmack vielen Tieren mißfällt. Sollte dies bei Ihren Tieren der Fall sein, überdecken Sie den Geschmack, indem Sie den Saft oder das Gel mit Zucker oder Fleischbrühe verrühren und dann mit genügend Wasser verdünnen.

Mit dem Futter verhält es sich ähnlich. Wenn Sie die Aloe vera unter das Lieblingsfressen Ihres Hundes oder Ihrer Katze mischen, werden die Tiere (hoffentlich) nur dieses wahrnehmen.

- Falls Sie kein gutes Handelspräparat auftreiben können, helfen Sie sich mit den vorhandenen Mitteln. Für die Anwendung auf der Haut, die eine gute Haftung erfordert, brauchen Sie Aloe-vera-Gel oder -Saft nur gründlich mit einer Basiscreme zu vermischen.
  Um Aloe vera auf Wunden oder in Körperöffnungen (Maul, Ohr, Scheide) zu sprühen, genügt es, das Gel oder den Saft mit sauberem Wasser aufzuschütteln, eventuell mit Hilfe eines Mixers. Das Gemisch füllen Sie in eine Blumenspritze, fertig. Der Rest ist ganz einfach.

2. Aloe vera bei Nutztieren

Der Landwirt und Tierzüchter kann die Aloe vera in großem und kleinem Maßstab verwenden.

- Falls Sie nur ein Tier behandeln müssen, halten Sie sich an die Richtlinien für Haustiere.
- Der Einsatz im großen Maßstab läßt sich besser mit Handelspräparaten für den veterinärmedizinischen Gebrauch bewältigen.
- Eine gleichmäßige Zufuhr mit dem Trinkwasser erreicht man am besten, indem man die automatische Tränke zusätzlich mit einem Dosierspender versieht, über den die Aloe dem Trinkwasser beigemischt wird.
- Die lokale Behandlung von Wunden und von Euterentzündungen erfolgt zweckmäßig mit Salben (z.B. Aloe-Vet-C) und ist den gängigen Aloe-vera-Gelpräparaten vorzuziehen. Eine großflächige äußerliche Behandlung von Nutztieren, vor allem, wenn mehrere Tiere erkrankt sind, kann sehr teuer werden.

Anwendung der offizinellen Aloe vera in der Tiermedizin

Das Exsudat aus den Siebröhren unter der harten Schale des Aloeblattes ist in der Tiermedizin seit langem bekannt (u.a. durch Aloe caballina oder Roßaloe). Es wurde aber überwiegend als Abführmittel und gegen Wurmbefall angewandt, insbesondere beim Pferd. Trotz ihrer unbestreitbaren Vorteile spielt die offizinelle Aloe aber derzeit therapeutisch keine Rolle.

Nachstehend sind einige Indikationen der Aloe aus der veterinärmedizinischen Pharmakopöe aufgelistet.

Innerliche Anwendung:

- Niedrige Dosis: als Tonikum und zur Förderung der Verdauung.
- Mittlere Dosis: zum Abführen und zur Förderung des Galleflusses.
- Hohe Dosis: als starkes und sogar drastisches Abführmittel (beim Pferd tritt die Wirkung spätestens nach 20 bis 25 Stunden ein, beim Rind ist sie weniger sicher).
- Als Abführmittel entlastet die Aloe Kongestionen der Gehirngefäße und der Lungen.
- Als Aphrodisiakum, wegen der Reizwirkung auf die Harnwege.
- Um das Wiederkäuen beim Rind zu fördern.
- Nach Gabe eines Anthelminthikums (Mittel gegen Wurmbefall) beschleunigt Aloe den Abgang der Würmer.
- Anwendung für Spülungen.

Dosierung (Aloe-Pulver)	*als Tonikum*	*als Abführmittel*
Pferd	2 – 5 g	25 – 50 g
Rind	5 – 10 g	50 – 75 g
Hund	0,1 – 0,5 g	2 – 5 g

Gegenanzeigen der offizinellen Droge: Harnblasenentzündung, Blut im Urin, Entzündungen des Darms. Kontraindiziert auch bei trächtigen Tieren und während der Laktation (wenn der Nachwuchs noch nicht entwöhnt ist).

Die angegebene Dosierung der offizinellen Aloe darf niemals überschritten werden, da sonst Vergiftungsgefahr besteht.

Äußerliche Anwendung:

- Lange Zeit wurde Aloe-Tinktur als Wundheilungsmittel benutzt. Sie ist weniger aggressiv als manche modernen Antiseptika. Nach der veterinärmedizinischen Pharmakopöe wird Aloe-Tinktur aus 100 Gramm grob zerstoßener Aloe-Droge und 500 Gramm 60prozentigem Alkohol zubereitet. In Flasche abgefüllt zehn Tage ziehen lassen und dabei häufig schütteln.
- Wegen ihrer Bitterstoffe eignet sich die Aloe als Zusatz zu medizinischen Bädern und Salben. Der bittere Geschmack verhindert, daß die Tiere sich nach der Behandlung ablecken.
- Damit bei Pferden das Fell nachwächst: mit einer Mischung aus Aloe-Tinktur und Jaborandi-Tinktur (Pilocarpus) einreiben.

Vierter Teil

Die verborgenen Eigenschaften der Heilpflanze Aloe

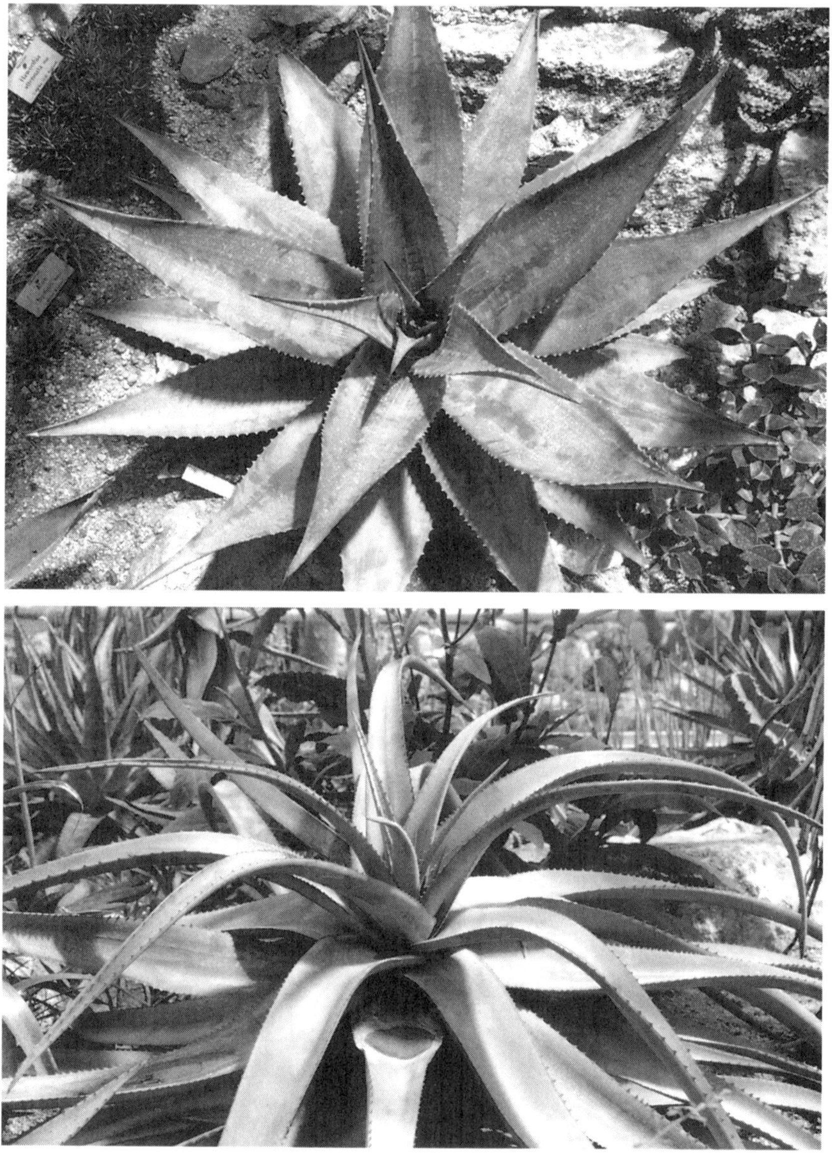

Verschiedene Aloen.

18. Kapitel

Die Botanik der Aloe

Medizinisch wichtige und weniger wichtige Arten

Unter den weltweit etwa 500 Aloe-Arten haben an die fünfzehn medizinische Bedeutung. Eine der häufigsten ist die Aloe arborescens. Die offizinelle Droge wird überwiegend aus *Aloe ferox* gewonnen. Medizinisch und kosmetisch bedeutend sind Hybriden, d.h. (natürliche) Kreuzungen der Aloe ferox, nämlich die Kap-Aloe, die indische Aloe, die *Aloe barbadensis* (= *Aloe vera*), *Aloe perryi Baker* und *Aloe esculentum*.

Besonders häufig wird derzeit die Aloe vera angebaut und gehandelt. Sie gelangte irgendwann aus ihrer ursprünglichen Heimat Afrika nach Barbados, eine Insel der Kleinen Antillen, wo der Naturforscher Miller sie als vermeintlich heimische Pflanze entdeckte – daher der botanische Name *Aloe barbadensis (Mill.)*. Wenn Sie im Blumenladen oder im Garten-Center eine Aloe vera verlangen, wird man Ihnen eine Aloe barbadensis verkaufen. Und von dieser Spezies ist ja in diesem Buch zumeist die Rede, was freilich nicht bedeutet, daß man die anderen völlig ignorieren dürfte, denn auch sie sind, je nach Art und Menge ihrer Wirkstoffe, medizinisch interessant. So werden beispielsweise Extrakte aus der Aloe arborescens und Aloe natalensis zur Wundbehandlung, bei Hautleiden, Augenerkrankungen und Parodontose eingesetzt.

Bei der vor allem aus Aloe ferox gewonnenen offizinellen Droge handelt es sich um den eingedickten gelblichen Saft aus den Siebröhren unter der Schale des Aloeblattes. Je nach Trocknung des Saftes entsteht Aloe lucida (durch Kochen schnell eingedickter Saft, braun, glasig) oder Aloe hepatica (durch Sonne oder Eindampfen im Vakuum langsam eingedickter Saft, grau, trüb). Sprühgetrocknete Aloe, ein feines, braunes Pulver, ist kommerziell unbedeutend.

Die Aloe – ein Liliengewächs

Botanisch gehört die Aloe zur Familie der Liliengewächse, deren wichtigste Gattungen neben der Aloe so verschiedene Pflanzen wie Grünlilie, Hyazinthe, Kaiserkrone, Lauch, Maiglöckchen, Salomonssiegel, Schusterpalme, Spargel und Tulpe sind. In Anspielung auf ihren oft kargen Lebensraum wird die Aloe vera manchmal auch »Wüstenlilie« genannt. In der Tat haben sich die Aloe und ihre Verwandtschaft je nach den klimatischen Bedingungen zum heutigen Artenreichtum entwickelt.

Merke: Alle Aloe-Arten sind an ihren natürlichen Standorten durch das Washingtoner Artenschutzabkommen vom 3.3.1973 geschützt.

Davon ausgenommen sind Samen, Zellkulturen, einzelne Blätter von Aloen der Art Aloe vera, die von außerhalb des natürlichen Verbreitungsgebietes eingebürgert oder künstlich vermehrt wurden.

Was ist lilienähnlich an der Aloe?

Die Zugehörigkeit zu den Liliengewächsen erkennen Sie an den Blüten. Diese sind röhrenförmig, von sechs Blütenhüllblättern umfaßt. Kelch und Blumenkrone sind nicht voneinander unterschieden. In der Blüte sitzen sechs (männliche) Staubblätter und drei (weibliche) Fruchtblätter. Der Fruchtknoten ist dreifächerig und oberständig.

Die Blüten der meisten Aloe-Arten sehen wie kleine Trompeten aus und sind rot, gelb oder leuchtend orange, jedoch selten rein weiß. Meist wachsen aus dem Herzen der Pflanze zwei oder drei Blütenstengel empor, an denen (oft endständig) die Blüten sitzen, die sich nach und nach von unten bis zur Spitze hin öffnen.

Die Vermehrung der Aloe

Liliengewächse sind Samenpflanzen, das heißt aus den Samenanlagen ihrer Blüten gehen Fortpflanzungsgebilde, die Samenkörner, hervor. Falls diese Art der Fortpflanzung nicht funktioniert, weil keine Bestäubung erfolgt, kann sich die Pflanze durch Babypflanzen oder Ableger vermehren. Manchmal bilden Aloen ausschließlich Ableger aus.

Unter natürlichen Bedingungen übernehmen Vögel die Be-

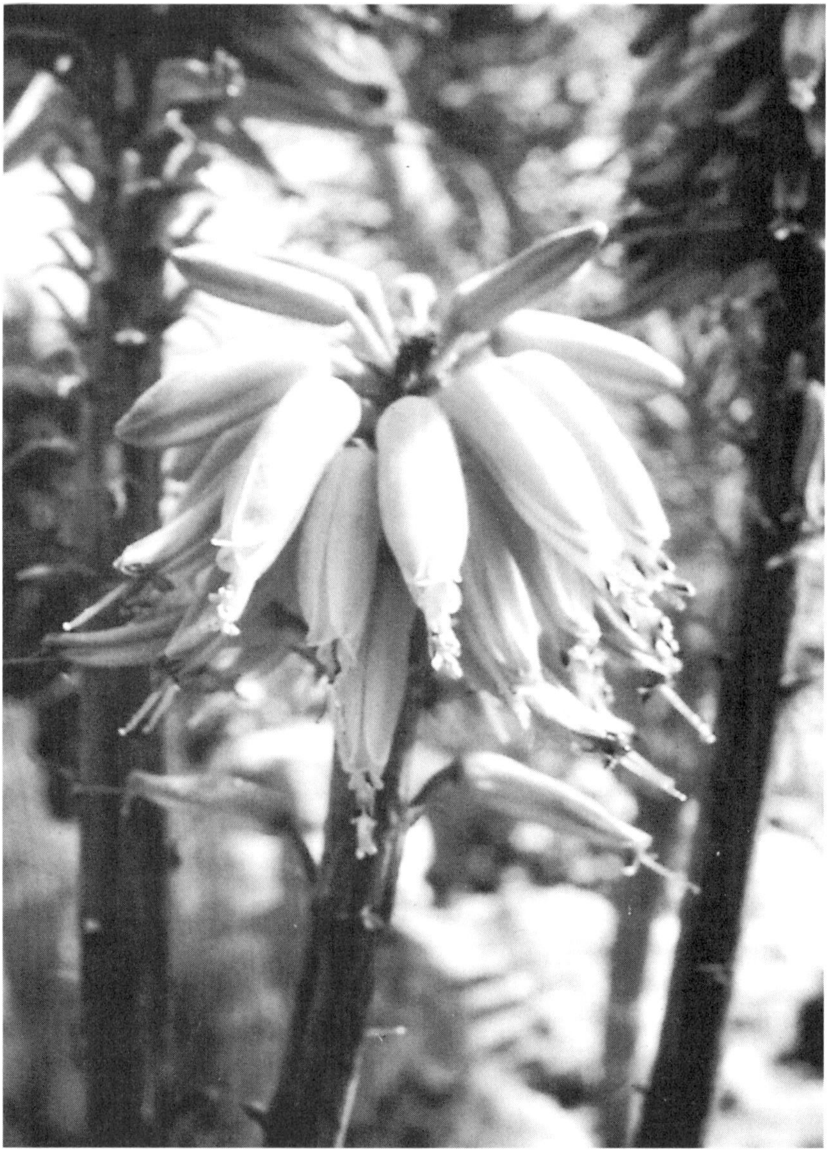

Verschiedene Blütenstadien der Aloe.

stäubung der Aloeblüten – Aloe sind ausgesprochene Vogelblumen: auffällig und grell gefärbt. Sie liefern den Vögeln reichlich Nektar, aber keinen Landeplatz, so daß diese ihren Schnabel freischwebend in die Blüten tauchen.

Als Zimmerpflanze, im Gewächshaus und in freier Natur ist die einzelne Aloe steril. Das heißt, der von einer Blüte auf Blüten derselben Pflanze (Selbstbestäubung) oder Blüten ihrer Ableger (Nachbarbestäubung) übertragene Blütenpollen wird keine fruchtbaren Samenkörner hervorbringen. Die Vermehrung durch Samen setzt die (unsicherere) Fremdbestäubung durch andere Pflanzen derselben Art voraus. Für die kommerziellen Aloe-Produzenten ist daher die Vermehrung durch Ableger unkomplizierter und wirtschaftlicher.

Stirbt die Aloe nach der Blüte?

Die Aloe ist keine einmal blühende Pflanze. Anders verhält es sich mit den sehr ähnlich aussehenden Agaven (»falsche Aloe«!) des amerikanischen Kontinents, die typische monokarpische (= hapaxanthe) Pflanzen sind: nach der Blüte sterben sie ab. Wenn eine Agave diesen Schwanengesang anstimmt, ist sie nicht selten um die hundert Jahre alt.

Bei der Aloe sind die Blütenschäfte achselständig, deswegen sterben sie nach der Blüte auch nicht ab und können, im Unterschied zu Agaven, jedes Jahr neu erblühen. Nach der Blüte verlangsamt sich allerdings das Wachstum der Pflanze vorübergehend beträchtlich.

Die medizinisch interessanten Aloen können etwa dreißig Jahre alt werden.

Unter welchen Bedingungen kommt die Aloe zur Blüte?

In tropischen und subtropischen Gebieten blüht die Aloe mindestens einmal im Jahr. Im Süden der USA, wo der Winter allenfalls drei Monate dauert (Dezember bis Februar), beginnt die Blütezeit gegen Ende des Winters oder mit dem Einsetzen des Frühlings.

Dort, wo die Winter lang und hart sind, können die Aloen nicht im Freien bleiben, sonst erfrieren sie. Die Ruheperiode dauert von Ende September bis Mitte Februar, dadurch wird die Wachstumsperiode stark verkürzt. Falls die Aloe während der warmen Jahreszeit im Freien steht, gelangt sie im Herbst zur Blüte, gelegentlich aber auch schon im Sommer. Die Blütezeit dauert ungefähr drei Wochen, und jede geöffnete Blüte bleibt ein bis zwei Tage frisch.

Falls Sie einen Wintergarten oder ein Gewächshaus besitzen, ist das ein wunderbarer Standort für Ihre Aloen. Sofern Sie bei der Pflege bestimmte Regeln beachten, werden die Pflanzen dann sehr wahrscheinlich zur Blüte gelangen. Im Gewächshaus oder im Wintergarten ist der Rhythmus der Blüte allerdings schlechter vorhersehbar als im Freiland, vor allem, wenn es sich um eine frisch importierte und akklimatisierte Pflanze handelt.

Auch in der Wohnung kann die Aloe zur Blüte kommen, doch geschieht das viel seltener. Ich bekam mitten im Februar eine prachtvolle Aloe mit einem Blütenschaft, der von Knospen übersät war. Im März war die Pflanze in meiner Wohnung voll aufgeblüht. Normalerweise braucht es dazu ausgezeichnete Beleuchtung und, während der warmen Jahreszeit, einen zeitweisen Aufenthalt im Freien an einem halbschattigen Standort.

- Ob Sie die Pflanze im Freien, im Gewächshaus oder in der Wohnung halten, es dauert etwa drei bis vier Jahre, bis sie zum erstenmal blüht.

Aloe vera – eine Sukkulente

Aloen gehören zu den Saftpflanzen oder Sukkulenten, das sind Pflanzen, die sich an das Leben in trockenen Gebieten besonders gut angepaßt haben. Sie besitzen spezialisierte Gewebe, in denen sie Wasser speichern können, das sie in Notzeiten an die anderen Pflanzenteile abgeben. Je nachdem, in welchem Teil der Pflanze sich das Wasserreservoir befindet, unterscheidet man Stammsukkulenten (z.B. Kakteen, Stapelien) und Blattsukkulenten (z.B. Fetthenne, Agave, Aloe). Sukkulenten, die gut im Saft stehen, sind dick und fleischig und oft dornenbewehrt.

Der Laie nennt alle Sukkulenten oft unterschiedslos »Kaktus«, obwohl die Kaktusgewächse nur eine große Familie innerhalb der Sukkulenten bilden. Oft sind sogar botanisch Versierte mit ihrem Latein am Ende, wenn sie eine Sukkulente genauer bestimmen sollen. Manche Euphorbien (Wolfsmilchgewächse) z.B. sehen vor der Blüte Kakteen zum Verwechseln ähnlich.

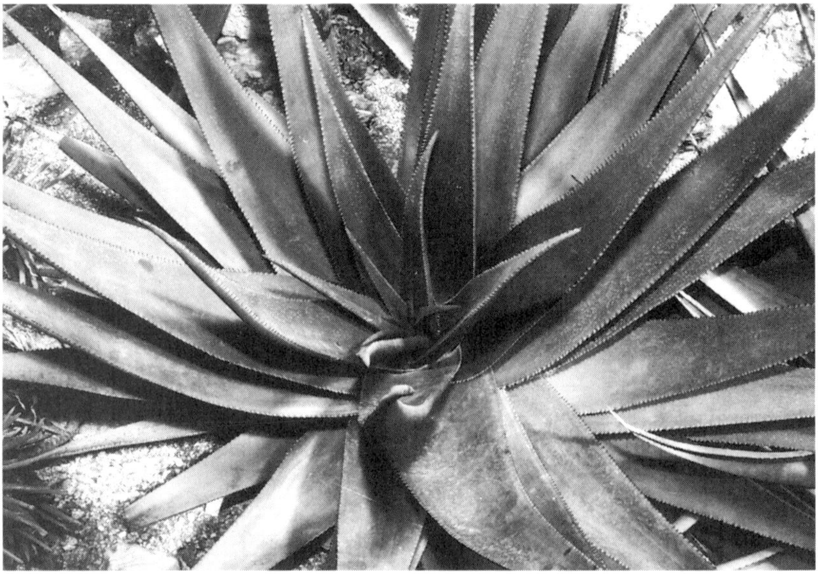

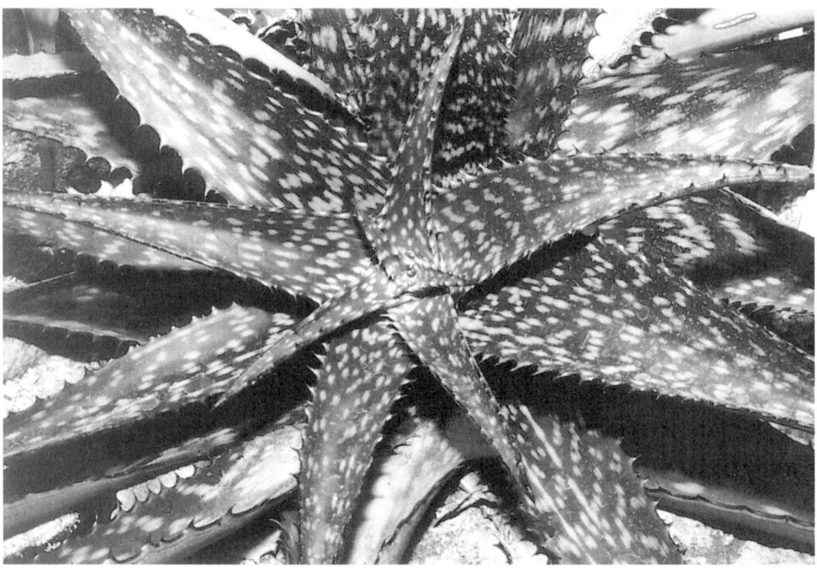

Verschiedene Blattformen.

Die Trockengebiete der Erde, wie Wüsten und Steppen, sind der natürliche Lebensraum der Sukkulenten. Da diese Pflanzen wegen der spärlichen oder seltenen Niederschläge imstande sein müssen, Wasser sehr schnell aufzusaugen, haben sie ein stark verzweigtes Netz flacher Wurzeln entwickelt, die sogar Tau und Nebel absorbieren.

Gleichzeitig müssen die Sukkulenten verhindern, daß ihr Wasserreservoir verdunstet. Das bewerkstelligen sie, indem sie die Oberfläche ihres Stamms und/oder ihrer Blätter durch Schuppen, Haare, Wachs, Harz oder eine Art Firnis isolieren.

Noch ein Wasserspeichertrick: der »CAM«

Die Abkürzung CAM bedeutet »Crassulaceen-Säurestoffwechsel«. Normalerweise findet die »Atmung« der Pflanzen bei Tage über die natürlichen Poren der Blätter statt. Dieser Gasaustausch ermöglicht die Photosynthese, bei der die Pflanzen mit Hilfe des Blattgrüns (Chlorophyll) Lichtenergie in chemische Energie umwandeln. Bei diesem Prozeß wird Wasser verdunstet. Für Pflanzen, die in gemäßigtem Klima leben, ist das kein Problem, da Bodenfeuchtigkeit und Regen den erlittenen Verlust regelmäßig ausgleichen. Pflanzen hingegen, die in trockenen Gegenden heimisch sind, mußten verschiedene Wassersparmechanismen entwickeln, um bei oft extremer Trockenheit überleben zu können.

Eine dieser Strategien auch bei der Aloe ist die Sukkulenz, eine weitere der Crassulaceen-Säurestoffwechsel

(CAM). CAM wurde zuerst bei Dickblattgewächsen (Crassulaceen) beschrieben, kommt aber auch bei etlichen anderen Pflanzenfamilien vor. Die Mesophyllzellen der CAM-Pflanzen besitzen ungewöhnlich große Vakuolen. Nachts legen sie bei geöffneten Poren Kohlendioxid vorläufig fest. Dabei entsteht Äpfelsäure, die in den Vakuolen gespeichert wird. Am Tag werden die Poren geschlossen, um Wasserverluste zu vermeiden, aber jetzt geht mit Hilfe der Lichtenergie das Kohlendioxid, das aus der Äpfelsäure wieder freigesetzt wird, in die Photosynthese ein. Es entstehen Zucker und Stärke – die Grundnahrung der Pflanze.

Pflanzenschutz

Der bittere Geschmack des gelblichen Saftes aus den Siebröhren des Aloeblattes bietet den besten Schutz gegen Schädlingsbefall. Daher müssen auf den Aloe-Plantagen nur sehr selten Pestizide eingesetzt werden. Abgesehen von der Aloe ferox sind die meisten Aloe-Arten kaum oder nicht bestachelt, so daß manchmal Tiere versucht sind, ihren Durst mit dem sehr wasserreichen Gel aus dem Blattinneren zu löschen.

Wie unterscheidet man Aloe-Arten anhand ihrer Blätter?

Die Blätter der Aloe erinnern in ihrer Form an einen Dolch, dessen Schneiden mit kleinen Zähnen (Stacheln) besetzt sind. Im allgemeinen sind diese eher klein und nicht sehr hart. Die Ausnahme davon bildet Aloe ferox, die sehr verbreitet ist und über kräftigere und spitzere Stacheln verfügt. Daher der Beiname »ferox«, die wilde.

Die Blätter der Aloe sind in der Regel spiralig-rosettenförmig angeordnet. Dies unterscheidet sie von den Agaven, mit denen sie bekanntlich oft verwechselt wird. Dieser rosettenförmige Blattansatz findet sich entweder

1. bodennah an einem fast fehlenden oder kurzen Stamm oder
2. spiralförmig wie Blütenblätter am oberen Ende eines Stammes.

ad 1. Die bodennah wachsende, stammlose Art kommt am häufigsten vor, neben Aloe barbadensis z.B. Aloe aristata aus dem Kapland und Aloe variegata aus Südafrika. Viele stammlose Arten neigen besonders zum Austreiben kleiner Ableger und stehen dann oft in dichten hügelartigen Gruppen zusammen.

ad 2. Zu den stammbildenden Arten gehören Aloe arborescens aus dem südlichen Afrika und Aloe dichotoma (»Drachenbaum-Aloe«) aus Südwestafrika. Im Laufe der Entwicklung sterben die unteren Blätter ab, so daß ein kräftiger, nackter Stamm entsteht, während am oberen Ende kontinuierlich neue Blätter die Rosette ergänzen.

Es gibt großblättrige ebenso wie kleinwüchsige Arten. Die spiralförmige Rosette der Blätter hat den Vorteil, daß mehr Feuchtigkeit bewahrt wird, da bei dieser Anordnung eine relativ geringere Blattoberfläche der trockenen Umgebung preisgegeben wird.

Zwei Farbvarianten der Aloe vera

Die Aloe vera oder Aloe barbadensis kommt in zwei Farbvarianten vor, einer blauen und einer grünen. Die *blaue Variante* zeichnet sich durch eine eher dunkle blaugrüne Färbung aus und zeigt schon als zarte Jungpflanze die rosettenförmige Anordnung der Blätter. Die *grüne Variante* ist lebhaft gelbgrün und weiß gefleckt. Die Blattanordnung erinnert bei der Jungpflanze an Agaven (d.h. die Blätter liegen reihenweise übereinander). Unter dem Einfluß des wechselnden Sonnenstandes entwickelt sich auch bei der grünen Variante die Rosettenform.

Welche Aloe ist für den häuslichen medizinischen Gebrauch zu empfehlen?

Die Pflanze der ersten Wahl für die Selbstbehandlung ist die Aloe vera oder Aloe barbadensis. Sie dürfen aber nicht irgendeine beliebige Aloe-vera-Pflanze kaufen.

Klein oder groß?

Erst die etwa dreijährigen Pflanzen haben einen hinreichenden Wirkstoffgehalt. Gleichwohl eignen sich die Blätter jüngerer Pflanzen zur Behandlung geringfügiger Beschwerden (leichte Verbrennungen, Hautreizungen usw.). Allerdings ist es besser, wenn man die jungen Pflanzen unbehelligt wachsen läßt; sie werden dann stärker. Für den sofortigen Gebrauch kaufen Sie am besten eine große, kräftige Pflanze, deren ausgewachsene Blätter Sie von unten ernten können und von der Sie nach und nach Ableger ziehen. Ideal ist es, wenn Sie Ihre Pflanze(n) von einem Spezialisten beziehen.

Grün oder blau?

Wie schon erwähnt, gibt es Aloe vera in den beiden Farbvarianten grün und blau. Die Färbung und Zeichung der grünen mag mancher interessanter finden, doch hat diese Variante den Nachteil, daß sie schon im ersten Jahr Ableger bildet. Damit können Sie zwar Ihre Freunde und Bekannten beglücken, aber die Babypflanzen rauben der Mutterpflanze Kraft, so daß sich ihr Wachstum verzögert. Die blaue Variante erreicht viel schneller ihre volle Reife. Falls Ihre Aloe medizinischen Zwecken dienen soll, ist die blaue Variante besser geeignet.

19. Kapitel

Das »Geheimnis« der Aloe vera oder die Erforschung der Wirkstoffe

Ein wenig bekannter Zusammenhang: Am Gelde hängt doch alles

Heutzutage wird kein Medikament oder Heilpflanzenpräparat von der Medizin offiziell anerkannt, wenn seine chemische Zusammensetzung nicht genau bekannt ist. Die empirisch belegte Wirksamkeit und die offensichtlich fehlende Toxizität allein genügen nicht, um ein Heilmittel zu legitimieren. Ohne chemische Analyse keine Chance! Und nach der Phase der chemischen Analyse sind Tierversuche fällig und schließlich die Prüfung am Menschen. Bei all diesem Aufwand dauert es folglich Jahre, bis ein Medikament zugelassen ist und in der Apotheke über den Ladentisch gehen darf.

Im Hintergrund dieses langwierigen Verfahrens, das im Prinzip darauf angelegt ist, den Verbraucher zu schützen, geht es oft um viel Geld, und nicht selten verhindert es, daß kranke Menschen wertvolle, aber offiziell nicht anerkannte Heilmittel bekommen. Und dies gilt für pflanzliche und chemisch definierte Mittel gleichermaßen. Krebskranke oder Patienten mit dem Vollbild Aids haben es am eigenen Leib erfahren, wie schwierig oder gar unmöglich es ist, z.B.

mit einem Versuchspräparat behandelt zu werden. Und doch sind diese Patienten bereit, alles zu versuchen, denn sie haben nichts zu verlieren.

Ich möchte nur exemplarisch den Fall eines Medikaments für Aidskranke aufgreifen, das legal in meiner Heimat Kanada hergestellt wurde, aber auf kanadischem Boden nicht verkauft werden durfte, da die Arzneimittelbehörde die Auffassung vertrat, das Medikament sei nicht ausreichend geprüft worden. Das gleiche Medikament war in anderen Ländern zugelassen und wurde von Kanada dorthin exportiert. O wunderbare Scheinheiligkeit der Arzneimittelzulassungsbehörden! Die Aidskranken in Kanada bezogen dieses Medikament schließlich von einem Lizenzhersteller auf den Bahamas!

Da braucht man sich nicht zu wundern, wenn traditionelle Heilpflanzen oder Heilmittel zu einem langen Fegefeuer der experimentellen Prüfung verdammt werden, sofern sie nicht von vornherein in den Vorhof unwissenschaftlichen Denkens verwiesen werden wie ungetauft gestorbene Kindlein in den Vorhof zum Paradies. Und selbst wenn ein Heilmittel nicht im Verdacht steht, ein anrüchiges Elixier eines Scharlatans oder ein dubioses Hausmittel zu sein, muß seine Herstellung hinreichend rentabel sein, damit die Wissenschaft geruht, seine chemische Zusammensetzung und seinen therapeutischen Wert gründlich zu analysieren. Ein schlichtes Feld-Wald-und-Wiesenkraut, das jeder kennt und zu einem Teeaufguß verarbeiten kann, ist für pharmazeutische Unternehmen ziemlich uninteressant. Zweifellos ist es einträglicher, die entsprechenden Wirkstoffe synthetisch herzustellen und dann als Pillen zu verkaufen.

Auch die Karriere der Aloe vera als Heilmittel ist vor diesem Hintergrund zu sehen.

Die Entschlüsselung der Aloe

Erst im 19. Jahrhundert begann die chemische Analyse von Arzneimitteln eine bedeutende Rolle für ihre offizielle medizinische Anerkennung zu spielen. Den Gelehrten SMITH und STENHOUSE gelang es um 1850, eine Substanz zu identifizieren und rein darzustellen, die sie für den Wirkstoff der offizinellen Aloe hielten und *Aloin* nannten.

Mit ihrer Behauptung, Aloin sei der Wirkstoff der Aloe, hatten Smith und Stenhouse insofern recht, als sie nur die abführende, magenstärkende und kräftigende Wirkung des bitteren Saftes aus den Siebröhren der Aloeblätter untersuchten, aus dem die offizinelle Droge gewonnen wird. Natürlich konnte die Entdeckung des Aloins die anderen, der Pflanze zugeschriebenen Eigenschaften in keiner Weise erklären; diese nämlich sind an das schleimigen Gel im Inneren des frischen Blattes gebunden.

Glücklicherweise warfen einige kühne Forscher im 20. Jahrhundert einen genialen Blick auf die Aloe, um etwas tiefer in das Geheimnis ihrer chemischen Zusammensetzung einzudringen. Den Anstoß dazu gab der Bericht, den COLLINS und COLLINS in den dreißiger Jahren über gute Erfahrungen mit Aloe-vera-Gel bei schweren Strahlenschäden der Haut veröffentlichten. Von da an begann man, die vielfältigen Eigenschaften der Aloe vera neu zu entdecken und wissenschaftlich zu untersuchen.

Selbstverständlich mußte man die Inhaltsstoffe der Pflanze besser kennen, um ihre medizinisch interessanten Eigenschaften in den Augen der offiziellen Wissenschaft zu begründen. Als erste versuchten CHOPIA und GOSH, die chemische Zusammensetzung des frischen Blattes von Aloe vera aufzuklären, und 1938 identifizierten sie als wichtigste Komponenten Aloin, Emodin, Chrysophansäure, Harze und Spuren flüchtiger und gebundener Öle.

Seitdem wurde mit Eifer weitergeforscht, aber zur Zeit läßt sich kein vollständiges und einheitliches Bild von der Zusammensetzung der »Wüstenlilie« zeichnen. Die Forscher liefern uns nur hier und da Teilstücke eines Puzzles.

»Chemisches Profil« der Aloe vera

Im folgenden gebe ich eine einigermaßen ausführliche, wenn auch keineswegs endgültige Liste der Inhaltsstoffe von Aloe vera und weniger bekannten Aloe-Arten. Die Inhaltsstoffe und/oder ihre Menge variieren bei den verschiedenen Aloe-Arten und je nach Standort, Klima und Jahreszeit. Dies betrifft auch den Gehalt an Anthrachinonen. Letztere sind die Hauptwirkstoffe der (abführenden) Aloe-Droge, bei dem Gel (Filet) aus dem Blattinneren, das zu dermatologischen und kosmetischen Präparaten verarbeitet wird, jedoch unerwünscht.

Für eine synergistische positive Wirkung des Gels auf der Haut ist die Gesamtheit der Inhaltsstoffe verantwortlich, nämlich Sapogenine, Steroide, Lignin, Kalziumoxalat,

Zimtsäure und ätherische Öle; Enzyme; Vitamine; Mono-, Poly- und Mucopolysaccharide; Aminozucker; Aminosäuren; Sterole und Triterpenoide; Metallionen.

Anthrachinone: Aloin, Barbaloin, Isobarbaloin, Anthranol, Anthracen, Aloesäure, Aloe-Emodin, Emodin, Phenylacrylsäure (verestert), Chrysophansäure, ätherische Öle, Resistannol.

Metalle: Aluminium, Kalzium, Chrom, Eisen, Kalium, Kupfer, Magnesium, Mangan, Natrium, Phosphor, Zink.

Vitamine: Carotin, Vitamin A, Thiamin (B1), Riboflavin (B2), Cyanocobalamin (B12), Niacin, Folsäure, Vitamin C, Vitamin E.

Aminosäuren: Alanin, Arginin, Asparaginsäure, Glutaminsäure, Glycin, Histidin, Isoleucin*, Leucin*, Lysin*, Methionin*, Phenylalanin*, Prolin, Serin, Threonin*, Tyrosin*, Valin*. (Die mit * markierten Aminosäuren sind für Erwachsene essentiell.)

Aminozucker: Galactosamin, Glucosamin.

Enzyme: Amylase, Bradykinase, Cellulase, Katalase, Lipase, 5-Nucleotidase, Oxidase, alkalische und saure Phosphatase, die Transaminasen GOT und GPT, das »gute« Cholesterin LDH.

Saccharide:

Monosaccharide: Arabinose, Galactose, Glucose, Mannose, Rhamnose, Xylose.

Polysaccharide: Cellulose.

Mucopolysaccharide: Uronsäure, Galacturonsäure, Glucuronsäure, Manuronsäure.

Wirkungsweise der Aloe vera

Das vorbeschriebene chemische Profil der Aloe erlaubt bereits, ein ganz klein wenig ihre Wirkungsweise nachzuzeichnen, aber wir sind noch weit davon entfernt, die wirksamen Bestandteile endgültig und einmütig zu definieren. Nacheinander haben verschiedene Schulen versucht, die Wirkung der Aloe zu erklären. Die Aloin-Theorie bleibt gültig, insoweit man nur die pharmazeutische Droge betrachtet. Damit ist aber nicht die Wirkung des schleimigen Gels aus dem Blattinnersten erklärt, das übrigens fast kein Aloin (Anthrachinon) enthält.

Die ersten Untersucher glaubten zunächst, andere Anthrachinone, wie z.B. Anthranole, seien die wirksamen Bestandteile. Später beharrte man der Reihe nach darauf, daß es die Mucopolysaccharide, proteolytische Enzyme, Salizylsäure, Bradykinase und diverse andere Substanzen seien.

Andererseits ist zu bedenken, daß die meisten Wirkstoffe in der Aloe vera nur in winzigen Mengen vorhanden sind, was die Frage aufwirft, ob diese Substanzen auch einzeln eine Wirkung entfalten könnten. Die Wirkung von »Spuren« der Substanzen läßt sich auf mindestens zwei Weisen erklären, die zueinander nicht im Widerspruch stehen, sondern sich gut ergänzen.

Erstens entstehen viele gesundheitliche Probleme aus einem Mangel an Substanzen, deren der Körper nur in winzigen Mengen bedarf. Die Behandlung mit Spurenelementen nach der Methode des Franzosen Ménétrier hat gezeigt, daß schon die Gabe winziger Mengen von Spurenelementen meist genügt, um im Körper eine enzymatische Aktivität auszulösen. Es heißt, daß sich auf diese Weise mitunter sogar schwere Leiden wie Arthritis günstig beeinflussen lassen. Viele Besserungen unter Aloe würden sich somit allein dadurch erklären, daß die Aloe vera eine beeindruckende Anzahl von Spurenelementen in geringsten Mengen enthält.

Etliche Forscher vertreten heute auch die Auffassung, daß die große Wirkungsvielfalt der Aloe auf einer *Synergie* nicht einiger weniger, sondern aller Komponenten beruht. In diesem Fall versteht man unter Synergie, daß sich die einzelnen Wirkungen nicht nur addieren, sondern zu einer noch stärkeren Gesamtwirkung potenzieren.

Lassen Sie mich das mit einer kleinen Analogie veranschaulichen: Um ein gutes Essen auf den Tisch zu bringen, sind mehrere Zutaten erforderlich. Erstens gibt es Grundzutaten wie z.B. Gemüse, Fleisch, Getreide usw. Dazu kommen zweitrangige Zutaten wie Milch, Öl oder Butter. An dritter Stelle haben wir die feineren Zutaten: Kräuter und verschiedene Gewürze. Aus diesen drei Komponenten wird dann mit einem gewissen Zeitaufwand und durch feine Dosierung der jeweiligen Zutaten das Mahl zubereitet. Dem genialen Koch und dem Durchschnittskoch stehen die gleichen Zutaten zur Verfügung, aber das Küchengenie wird eindeutig überlegene Ergebnisse erzielen.

Wenn wir im Bild bleiben, entspräche die Aloe dem Küchengenie, das eine Fülle überall in der Natur vorhandener Zutaten raffiniert zusammenfügt. Und dabei entsteht ein Produkt von so außergewöhnlicher und unnachahmlicher Qualität, daß keine diätetischen Zusätze, kein Arzneiextrakt ihr gleichkämen.

Aloe bringt die Organfunktionen ins Lot

Beim derzeitigen Wissenstand dürfte es zweifellos am ehesten einleuchten, wenn wir annehmen, daß die geheimnisvolle Wirkung der Aloe vera auf dieser rätselhaften Synergie multipler Bestandteile in mehr oder weniger geringen Mengen beruht. In diesem Sinn ist die Aloe vera dem Ginseng sehr nahe, jenem anderen pflanzlichen Universalmittel. Diese Parallele zum Ginseng läßt uns die therapeutische Wirkungsweise der Aloe vera noch besser verstehen. In der Tat könnte man ebenso wie den Ginseng auch die Aloe als harmonisierendes, als ausgleichendes Mittel (sozusagen als Adaptogen) bezeichnen. Der russische Forscher BREKHMAN kam auf die Idee mit den »Adaptogen«, um die Wirkung des Arzneimittels *Dibazol* zu definieren, das paradoxerweise sowohl erhöhten Blutdruck normalisiert als auch die Widerstandskraft des Organismus unter Extrembedingungen verbessert. Später wurde der Begriff auf den Ginseng und die Taigawurzel übertragen (beide gehören zu den Araliazeen).

Brekhman bezeichnet Pflanzen als adaptogen, wenn sie im Organismus regulierend wirken und ihm helfen, Streß oder jegliche anderen schwierigen Lagen besser zu verkraften. Der Ginseng z.B. erhöht einen zu niedrigen und senkt einen zu hohen Blutdruck. Er enthält gleichzeitig anregende und beruhigende Wirkstoffe. In einem solchen regulierenden Mittel sind tatsächlich mehrere Medikamente vereint.

Die »Adaptogene« passen den Organismus anormalen Bedingungen an, sich selbst aber auch dem Organismus.

Die Wirkung erfolgt nicht gezielt an einem bestimmten Organ oder auf eine einzelne Funktion des Körpers. Vielmehr werden die Körperfunktionen allgemein reguliert, das Immunsystem gestärkt und dabei »in einem Abwasch« die kranken Strukturen mitbehandelt. Die Wirkung tritt nur ein, wenn sie überhaupt erforderlich ist. Wenn nicht, verharren die adaptogen wirkenden Substanzen in Wartestellung und stärken langsam, aber sicher das Immunsystem.

Die Vorstellung von diesem Regulierungsmechanismus ist schwer zu fassen für ein medizinisches Denken, das gewöhnt ist, den Körper in Teile zu zerlegen, ihn vom Geist abzutrennen, und das es vorzieht zu heilen statt vorzubeugen. Die meisten schulmedizinisch anerkannten Arzneimittel haben eine ziemlich präzise Wirkung, die einer unerschütterlichen chemischen Logik folgt, ohne das biologische Feld zu berücksichtigen. Wie auch der Grad ihrer Wirksamkeit sei, sie funktionieren stets in der gleichen Richtung, oft genug aggressiv und nicht fein abgestuft. In der Tat fallen sie über den Körper her wie ein Eroberer, der von einem neuem Land Besitz ergreift. Im guten wie und im schlechten Sinn.

Vergleichsweise wirkt die Aloe allumfassend, subtiler, langsamer, mitunter fast unmerklich. Es ist ein bißchen so wie der Unterschied zwischen intensiv chemisch betriebener und ökologischer Landwirtschaft. Erstere scheint kurzfristig wirksamer und ertragreicher zu sein, aber auf lange Sicht stört sie die gesamte Ökologie der Böden. Die sanfte Medizin ist weniger diktatorisch und respektiert das biologische Terrain. Statt die Krankheit brutal zu bekämpfen, wenn sie in Erscheinung tritt, zieht die sanfte Medizin es vor, den Organismus und seine Funktionen behutsam zu bessern oder ins Lot zu bringen.

Am höchsten hat die alte chinesische Medizin dieses Prinzip entwickelt – im Taoismus. Der englische Biologe Stephen Fulder beschrieb dies nach dem *Buch von Huang Di* (die Erkenntnisse des Gelben Kaisers) folgendermaßen: »Die Hauptaufgabe des Arztes im alten taoistischen System bestand darin, Harmonie herzustellen, um Krankheit zu verhüten. Dagegen stand die Behandlung von Krankheiten an zweiter Stelle. Die alten Weisen behandelten nicht die Kranken; sie lehrten die Gesunden, nicht krank zu werden.«

Die Kunst der Krankheitsverhütung stand also bei den Chinesen in hoher Blüte wie nirgendwo sonst. Die Ärzte hatten vornehmlich die Aufgabe, die Gesundheit ihrer Klienten zu erhalten, und dafür wurden sie bezahlt. Wurde ein Klient krank, war das zum Teil ein Fehler des Arztes, er wurde dann nicht entlohnt.

Ein weiteres Zitat aus dem *Buch von Huang Di* ist äußerst aufschlußreich: »Arzneien zu geben bei Krankheiten, die ausgebrochen sind, ist wie auf den Durst zu warten, um dann einen Brunnen zu graben, oder Waffen zu schmieden, nachdem die Schlacht begonnen hat.« In der chinesischen Medizin werden also eher Mittel einer »Ordnungstherapie« angewandt, wie z.B. Ginseng. Diese Ordnung spiegelt sich auch in der Hierarchie der Heilmittel, bei denen die Chinesen drei Klassen unterscheiden:

1. Die obere Gruppe umfaßt lebensfördernde Heilmittel,
2. die Mittel der mittleren Gruppe unterstützen die Vitalität,

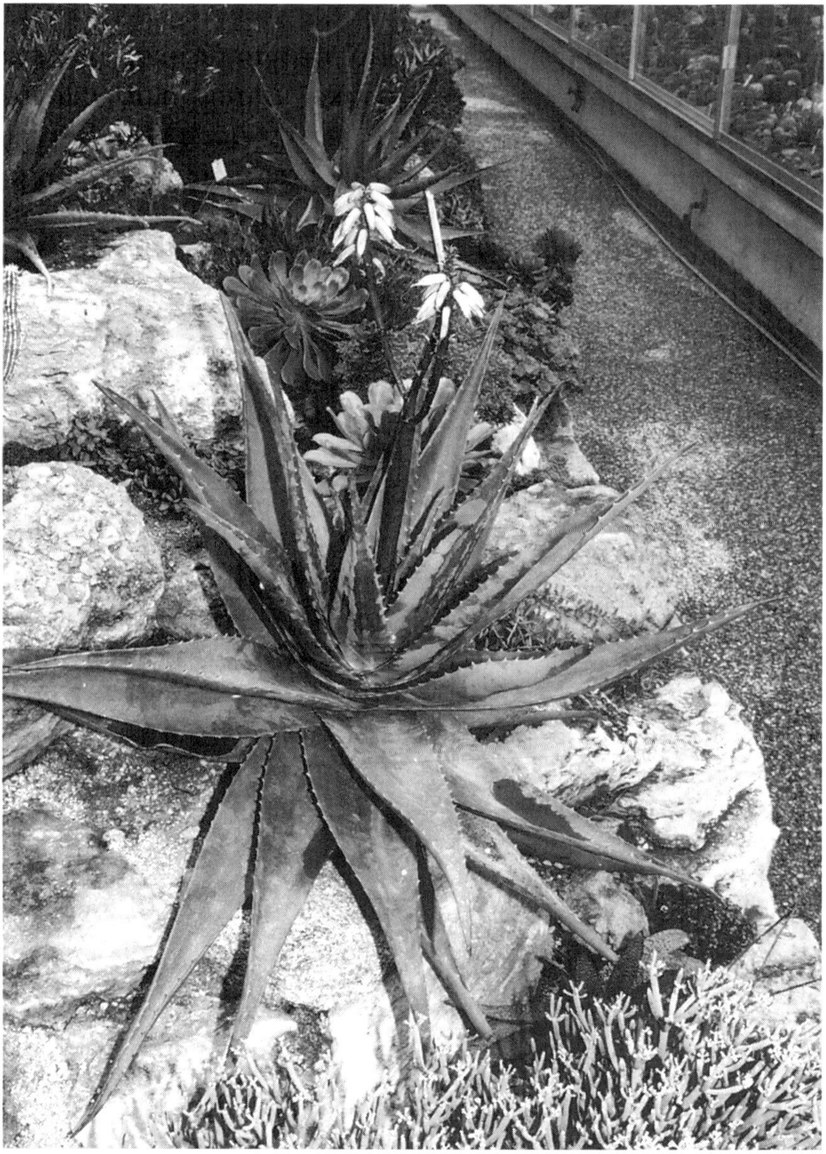

Die Aloe vera gedeiht in unseren Breiten ganzjährig im Gewächshaus und Wintergarten.

3. die untere Gruppe ist die der Gifte, mit denen die schwersten Krankheiten behandelt werden.

Von der Aloe kannten die Chinesen vor allem die offizielle Droge, die sie als Abführmittel verwendeten, manchmal in toxisch wirkenden Dosen. Die Droge Aloe gehörte wohl in die zweite Kategorie, während die aus dem frischen Blatt gewonnenen modernen Gelpräparate sicher der ersten Kategorie zugerechnet würden.

Noch ist es nicht gelungen, die vielfältige Wirkungsweise der Aloe vollständig aufzuklären. Würde man sie als »Ordnungsmittel« definieren, dann wäre die Aloe ein echtes »ganzheitsmedizinisches« Therapeutikum.

Fünfter Teil

Pflege der Aloe als Zimmer- und Freilandpflanze

20. KAPITEL

Das Abc der Aloe-Kultivierung

Oft ist es ratsam oder auch bloß einfacher, wie bereits mehrfach erwähnt, die Blätter der frischen Pflanze zu verwenden. Ideal ist es, mindestens eine Aloe als Zimmerpflanze oder im Freien zu halten, wie es viele Leute im Süden der USA und in Mexiko tun. Im folgenden gebe ich Hinweise, wie Sie mit der »Heilpflanze im Blumentopf« richtig umgehen. Bedenken Sie aber, daß es in diesem Bereich kaum absolut verbindliche Regeln gibt. Experimentieren Sie! Ob es um die Topfgröße, um die richtige Erdmischung oder um Dünger geht, stets bestätigen Ausnahmen die Regel.

- Falls Sie eine medizinisch verwertbare Aloe erwerben möchten, vergewissern Sie sich, daß man Ihnen nicht einfach eine Schmuckpflanze verkauft. Am besten eignet sich eine *Aloe vera* für Ihre Zwecke, und zwar die »blaue« Sorte, die schneller ausgewachsen ist und weniger Babypflanzen produziert.

Einpflanzen oder Umtopfen der Aloe

Um erfolgreich therapeutisch genutzt werden zu können, muß die Aloe vera mindestens 60 cm bis 1 m hoch werden. Natürlich gelten für die riesenwüchsigen Aloen und für die Zwergformen andere Kriterien. Eine chinesische Aloe-Variante erreicht z.B. ausgewachsen knapp 30 cm Höhe.

Bis die Aloe therapeutisch verwertbar ist, dauert es mindestens drei Jahre, wenn sie als Zimmerpflanze gehalten wird. Dagegen ernten die Farmer in Mexiko und in Texas schon nach etwa zwei Jahren von ihren Aloen, die im Freiland gedeihen.

Die Größe des Topfes hat einen wesentlichen Einfluß auf das Wachstum der Pflanze. Die empfohlene Größe ist unterschiedlich je nach Klima und abhängig davon, ob die Pflanze im Haus oder im Freien gehalten wird.

Haltung in gemäßigten und kühlen Zonen

In gemäßigten Zonen können Sie Ihre Aloe während der warmen Jahreszeit im Freien halten, entweder im Topf oder ausgepflanzt (darauf gehe ich noch ausführlicher ein). Falls die Aloe im Topf steht, holen Sie sie bei längeren starken Frösten und Schlechtwetterperioden vorsorglich wieder ins Haus.

Für die Aloe als Zimmerpflanze ist ein wichtiger Punkt zu beachten: Aloen wachsen nicht ununterbrochen, sondern treten alljährlich in eine Ruhephase ein, die in den kühlen und gemäßigten Zonen etwa sechs Monate dauert. Während der Wachstumsperiode entwickeln sich die Wurzeln zum Nachteil der Blätter, falls Sie die Aloe in einen Topf pflanzen, der im Verhältnis zur Größe der Pflanze zu geräumig ist. Dann nämlich bemächtigen sich die ungebändigten Wurzeln der gesamten Wachstumsenergie, bevor die Blätter richtig zu wachsen beginnen können. Am besten läßt sich also das Wachstum der Blätter beschleunigen, indem man durch eine entsprechende Topfgröße das Wachstum der Wurzeln begrenzt.

Deswegen darf der Topfdurchmesser bei der Zimmerpflanze, solange sie noch jung ist (1 bis 2 Jahre), nicht mehr als ein Drittel der größten Blattlänge betragen. Später kann der Topfdurchmesser halb so groß oder ein bißchen größer als die Größe der Pflanze sein. Nach vier Jahren ist die Topfgröße nicht mehr so wichtig.

Dagegen spielt die Größe des Topfes im Freien praktisch keine Rolle, gleichgültig wie alt die Pflanze ist. Tatsächlich wird die Pflanze durch die Erde, in der sie steht, ausreichend ernährt, und hinzu kommt noch die günstige Wirkung der Sonne.

Wann wird umgetopft?

Wenn Sie Ihre Aloe in einen Topf setzen, wo sie mehr oder weniger beengt steht, sollten Sie ihrem Wachstumsrhythmus folgen und sie jedes Jahr umtopfen. Dieses alljährliche Umtopfen ist bei kleinen Gefäßen unumgänglich, damit die Pflanze immer genügend Erde hat. Das erspart Ihnen aber nicht in jedem Fall das Düngen, zumindest nicht bei Beginn der Wachstumsperiode.

Manche werden vielleicht darauf hinweisen, daß die Aloe nicht unbedingt in Erde gepflanzt werden muß. Tatsächlich wurden die Aloen in alten Zeiten oft als schützender Zauber über der Haustür befestigt. Das einzige an Wasser, was dort der Aloe zugute kam, stammte vom Regen und vom nächtlichen Tau. Unter diesen Bedingungen überlebten die Aloen mehrere Jahre und gelangten sogar zur Blüte. Da die Aloe eine Sukkulente ist, kann sie in ihren Blättern beachtliche Mengen an Wasser und Nährstoffen speichern.

Nichtsdestoweniger ist das Wachstum einer Aloe, die derart des Wassers und der Erde beraubt ist, langsamer und weniger zuverlässig. Wenn Sie alles tun wollen, damit Ihre Aloe kräftig wächst, geben Sie ihr jedes Jahr frische Erde und während der Wachstumsphase natürlichen Dünger, aber darauf komme ich noch zu sprechen. In einem relativ kleinen Gefäß hat die Pflanze natürlich bald die Nährstoffe aus der Erde verbraucht. Durch das jährliche Umtopfen kommt man dem Wachstum und dem Nährstoffbedarf der Pflanze entgegen. Außerdem wird man bei dieser Prozedur die Pflanze genauer inspizieren und gegebenenfalls schädlichen Insekten und Mikroorganismen den Garaus machen.

Wie wird umgetopft?

Heben Sie die Pflanze vorsichtig aus ihrem Gefäß. Bei Plastiktöpfen genügt seitliches Zusammendrücken, um die Pflanze herauszuziehen, ohne daß die Wurzeln beschädigt werden. Bei Tontöpfen ist es oft besser, man zerschlägt sie, falls die Pflanze zu schwer zu entfernen ist, was vor allem dann passiert, wenn sich eine Wurzel durch das Drainageloch geschoben hat und ein Ableger am äußeren Topfrand zu wachsen beginnt.

Schütteln Sie die Erde vorsichtig ab und entfernen Sie Krumen zwischen dem Wurzelwerk mit einer Gabel oder einem kleinen festen Holzstab. Achten Sie darauf, keine Wurzeln abzubrechen oder abzureißen. Alte tote Wurzelstücke werden entfernt, desgleichen abgestorbene oder arg ramponierte Blätter.

Kontrollieren Sie, ob irgendwelche Schädlinge auf den Wurzeln herumturnen, Schimmelpilze oder andere unerwünschte Mikroorganismen sich breitmachen. Jetzt oder nie! Bedenken Sie, daß der Austausch der Erde und das Umtopfen selbst für die Pflanze immer eine massive Störung bedeuten. Das Umtopfen sollte deshalb nicht zu oft vorgenommen werden.

Fahnden Sie vor allem nach Nematoden (Fadenwürmern), die eine Vorliebe für Sukkulenten haben und ihr Wachstum hemmen. Sie sitzen wie winzige Höcker auf den Wurzeln.

Achten Sie beim Umtopfen darauf, daß die unteren Blätter nicht mit Erde bedeckt werden, sonst könnten sie faulen.

Falls Sie den Topf wiederverwenden wollen, säubern Sie ihn zuvor äußerst gründlich (möglichst keimfrei machen).

Verwenden Sie möglichst eine sterile Erdmischung bzw. frischen Humus oder Kokohum-Blumenerde.

Nach dem Umtopfen gießen Sie die Pflanze großzügig an und stellen sie an einen relativ warmen Platz. Jetzt braucht sie Feuchtigkeit und Wärme, um rasch neue Wurzeln auszubilden und sich an die veränderten Lebensbedingungen anzupassen.

Sollten Sie eine Aloe, die während der warmen Jahreszeit im Freiland stand, eintopfen wollen, müssen Sie einige Vorsichtsmaßnahmen ergreifen. Zum einen ist das Wurzelwerk viel stärker entwickelt als bei einer Topfpflanze. Passen Sie auf, daß Sie beim Abklopfen der Erde die Wurzeln nicht beschädigen. Topfen Sie die Aloe nun nicht sofort ein, sondern lassen Sie die Erde an den Wurzeln etwas antrocknen. Setzen Sie die Pflanze dann in nicht zu feuchte Erde. *Und gießen Sie sie erst nach einer Woche!* Andernfalls riskieren Sie, daß sie fault.

Plastik oder Ton?

Hier scheiden sich die Geister. Soll man Ton- oder Plastiktöpfe benutzen? Nach neuestem Erkenntnisstand läßt sich die Frage nicht eindeutig entscheiden. Im allgemeinen werden jedoch zunehmend Plastiktöpfe bevorzugt.

Plastiktöpfe haben den Vorteil, daß sie die Feuchtigkeit nicht so schnell verdunsten lassen. Wer viele Pflanzen hegt, weiß das zu schätzen, weil weniger häufig gegossen werden muß. Bei der Aloe vera, die sehr wenig Wasser braucht, ist das aber kein besonderer Pluspunkt. Überhaupt muß man eher befürchten, Aloen durch zu reichliches Gießen zu ertränken. Die Plastiktöpfe haben für Pflanzen wie die Aloe, die in warmen Ländern heimisch ist, den großen Vorteil, daß sich die Pflanzen darin in kalten Nächten nicht »die Füße verkühlen«.

Im übrigen haben Tontöpfe eine poröse Oberfläche, die während der Verdunstung Nährstoffe an sich reißt. Daher neigen die zarten Würzelchen dazu, sich an die Gefäßwand zu heften, und trocknen aus, sobald das Wasser aus der Topfwand verdunstet, vor allem, wenn zu selten gegossen wird. Da die Aloe wenig Wasser braucht, besteht insofern ein gewisses Risiko.

Wie oft soll man gießen?

Sie müssen stets im Auge behalten, daß die Aloen aus warmen Regionen stammen, in denen es selten oder nie regnet. Aber das bedeutet nicht, daß Gießen entbehrlich sei. Im übrigen variiert die Häufigkeit des Gießens je nach Jahreszeit und abhängig davon, ob Ihre Pflanzen im Haus oder im Freien stehen.

Im Haus:
Die Hauptsache ist, wenn Sie Aloen in der Wohnung, im Wintergarten oder im Gewächshaus halten, daß Sie den jahreszeitlichen Rhythmus und besonders die trockene Periode beachten. Gießen Sie im Sommer einmal in der Woche oder alle zwei Wochen und im Winter einmal im Monat (siehe Tabelle). Vergessen Sie auf keinen Fall das Gießen während der Wachstumsperiode im Frühjahr.

JAN	FEB	MÄRZ	APR	MAI	JUNI
*	*	**	**	**	****
JULI	**AUG**	**SEPT**	**OKT**	**NOV**	**DEZ**
****	****	**	**	*	*

Gießen Sie kräftig:
* = einmal im Monat
** = zweimal im Monat
**** = etwa einmal wöchentlich

Der Schlüssel zum Erfolg ist gründliches Durchgießen, aber nicht zu oft. Jungen Pflanzen geben Sie etwa 1/4 Liter Wasser, zweijährigen und älteren Pflanzen etwa 3/4 Liter. Die Erde soll ordentlich feucht sein, und die Wurzeln am Boden des Topfes müssen genügend gewässert werden. Gießen Sie das Wasser aber nicht in die Rosette der Pflanze, sie könnte sonst faulen. Warten Sie mit dem nächsten Gießen, bis die Erde wieder ganz oder fast ganz trocken ist. Und machen Sie sich keine Sorgen, wenn Ihnen die Erde zwischendurch zu trocken vorkommt. Erliegen Sie dann nicht der Versuchung zu gießen: Die Aloen gehen eher durch Ertränken als an Wassermangel zugrunde.

Im übrigen ist zu berücksichtigen, daß in einer geheizten Wohnung eine andere Luftfeuchtigkeit herrscht als in einem Wintergarten oder in einem Gewächshaus. Insbesondere eine elektrische Heizung kann Pflanzen vorzeitig austrocknen. Gegebenenfalls muß man dann ein bißchen mehr gießen (oder mit der Blumenspritze Wasser versprühen).

Falls Sie fürchten, Sie könnten vergessen, wann Sie das letzte Mal gegossen haben, notieren Sie das Datum auf einem kleinen Etikett, das Sie auf den Topf kleben. Um zu sehen, was Ihren Pflanzen am besten bekommt, führen Sie eine Art Pflanzentagebuch, in dem Sie die Gieß- und Düngedaten und Ihre Beobachtungen notieren.

Im Freien:

Falls Sie Ihre Aloe während des Sommers ins Freie setzen, bedenken Sie stets, daß diese Pflanzen in der Natur längere Wurzeln haben als im Topf. So können sie Tau oder das Wasser des Morgennebels auffangen, aber auch verschiedene Nährstoffe aus dem Boden aufnehmen. Deshalb ist die Aloe in ihrem natürlichen Milieu nicht nur vom Regenwasser oder von Ihrer Pflege abhängig.

Wenn Sie Ihre Aloe gießen, sollten Sie das morgens tun, damit überschüssiges Wasser verdunsten kann, bevor gegen Abend die Temperaturen sinken. Gießen Sie nicht, wenn es regnet oder der Himmel bedeckt ist, sondern nur an sonnigen Tagen. Dann kann ein Zuviel an Wasser schneller verdunsten, und die Photosynthese verläuft intensiver.

Ich möchte an dieser Stelle G.W. Reynolds, einen profunden Kenner der Aloe, zu Wort kommen lassen und zitiere seine Ratschläge zur Haltung und Pflege der Aloe in warmen Regionen:

»Bei richtiger Pflege und in mildem Klima sind Aloen leicht zu kultivieren. Damit dies gelinge, muß man jedoch eine Vorstellung von den Lebensbedingungen der Aloe in freier Natur haben, und diese muß man dann nachahmen.

Wenn die Aloen auf felsigen Hängen wachsen, bedeutet dies, daß die Wurzeln der Pflanzen keine Staunässe vertragen und eine gute Drainage brauchen, damit die Wurzeln nicht faulen. Da Aloen vor allem in trockenen, sehr warmen Regionen heimisch sind, kommen sie mit wenig Feuchtigkeit aus. Deswegen sind sie in Steingärten gut aufgehoben, denn sie müssen nur selten oder nie gegossen werden. Gelegentliche Regengüsse genügen ihnen meist. Manche glauben, daß Aloen nur einen kargen Boden brauchen. Das allerdings ist ein schwerer Irrtum. Man findet die Pflanzen fast immer auf relativ guten und lockeren Böden. Wer selbst Aloen kultivieren will, tut gut daran, die Erde mit Humus, Knochenmehl und, bei schwerem oder lehmigem Boden, einer nicht zu knappen Menge Grobsand zu versetzen. Das ideale Klima für die Aloe hat milde Winter und sehr heiße Sommer. Starke und anhaltende Kälteperioden erträgt sie schlecht. Vor Kälte und besonders im Winter vor eisigen Winden muß die Pflanze unbedingt geschützt werden.

Ganz wichtig für das Gedeihen der Aloe – und das wird oft ignoriert – ist das richtige Pflanzen. Abgesehen von sehr seltenen Ausnahmen sitzt beim Wildtyp der Aloe der kurze Stamm niemals im Boden, sondern oberhalb. Nur die Wurzeln befinden sich im Erdreich.«

Diese von Reynolds aufgestellten Ratschläge für die Haltung der Aloe in warmen Regionen sind praktisch uneingeschränkt auf gemäßigte und kühle Klimate zu übertragen. Selbst bei reichen Niederschlägen werden die Wurzeln der Aloe nicht faulen, sofern ihr die geeigneten Lebensbedingungen geboten werden. Denken Sie aber daran, daß die

Pflanze, wenn Sie sie zu Beginn der warmen Jahreszeit ins Freiland setzen, nicht zu schnell der prallen Sonne ausgesetzt werden darf. Am besten ist anfangs ein halbschattiger Standort.

Und bei Frostgefahr holen Sie die Pflanze nachts ins Haus!

Drainage

Zwar ist es wichtig, daß der gesamte Inhalt des Pflanzgefäßes gründlich gewässert wird, aber es darf sich keine Staunässe entwickeln. Um die Erde gründlich zu wässern, genügt es nicht, den Boden des Topfes mit einem Gemisch aus Kieselsteinen, Sand oder Tonscherben auszulegen. Entscheidend für eine gute Drainage ist die richtige Erdmischung: sie muß nicht nur genügend Wasser festhalten, sondern ebenso auch überschüssiges Wasser abfließen lassen. Selbstverständlich müssen Sie auch darauf achten, daß die Abzugslöcher oder das Abzugsloch nicht verstopft werden.

Die Qualität des Wassers

Hüten Sie sich vor Leitungswasser. Wenn es stark alkalisch ist oder zuviel Calcium oder Fluor enthält, leidet der Boden darunter, und das kann der Pflanze auf die eine oder andere Art schaden. Zum Beispiel kann zu alkalisches Wasser das Wachstum der Pflanze hemmen. Zuviel Kalk macht den Boden schartig, und kalkhaltiges Wasser hinterläßt häßliche Flecken auf den Blättern. Ein Überschuß an Fluor kann die Blätter bräunlich-fleckig verfärben.

Ob Sie in der Stadt oder auf dem Land leben, es ist in jedem Fall zweckmäßig, eine Wasseranalyse vornehmen zu lassen, falls Sie die Wasserqualität nicht bei Ihrer Gemeinde (»Wassertelefon«) erfragen können. In ländlichen Gebieten kann das Wasser artesischer Brunnen zuviel Eisen oder Salz enthalten.

Um die verschiedenen Probleme zu vermeiden, die mit der Qualität von Leitungswasser verbunden sind, wird vielfach empfohlen, abgekochtes Wasser zu verwenden. Doch das kostet erstens Energie, und zweitens gehen durch das Kochen erwünschte Eigenschaften des Wassers verloren. Verwenden Sie besser Regenwasser oder abgestandenes Leitungswasser. Manche unerwünschten Stoffe des Leitungswassers lassen sich überdies binden, indem Sie ein Säckchen mit Torf in die gefüllte Gießkanne hängen. Auch ein Wasserfilter kann recht nützlich sein. So »verbrüdern« Sie sich mit Ihren Pflanzen, wenn Sie Ihr (gefiltertes) Wasser mit ihnen teilen. Verwenden Sie bitte kein destilliertes Wasser, es ist völlig »leer« und deshalb ungeeignet.

Den Pflanzen bekommt es gut, wenn sie mit dem abgekühlten, nährstoffreichen Blanchierwasser von Gemüse gegossen werden.

Welche Erdmischung ist die beste?

Alles hängt vom Pflanzgefäß ab

In ihrem natürlichen Lebensraum wachsen die meisten Sukkulenten auf lockerem Boden. Sie brauchen einen Boden, der überschüssiges Wasser leicht abfließen läßt, aber dicht genug ist, um die von der Pflanze benötigte Feuchtigkeit festzuhalten. Die Anteile der verschiedenen Bodenarten richten sich nach der Topfgröße:

Die Mischung für einen mittelgroßen Topf könnte aus einem Drittel (vollständig) verrotteter Blätter oder lockerem Torf oder Kompost, einem Drittel Humus und einem Drittel Sand und Kies für eine ordentliche Drainage bestehen. Sie können einen Aquariumkies guter Qualität verwenden. Manche benutzen auch Styroporkügelchen oder ähnliches, zermahlene Baumrinde oder ein Gemisch aus diesen Materialien.

Ideal ist es, wenn Sie den Topfboden, nachdem Sie eine Tonscherbe auf das Abzugsloch (bei einem Tontopf) gelegt haben, mit einer dünnen Schicht (1 bis 2 cm) aus Kies und Sand bedecken. Darauf schichten Sie eine nährstoffreiche Blumenerde, der Sie ein Drittel Grobsand und Kies beigemischt haben, und verteilen sie zwischen den Wurzeln. Den Abschluß bildet dann eine ein bis zwei Zentimeter dicke Sandschicht. Dies hat den Vorteil, daß das Wasser schneller durchfließt und dadurch Fäulnis an den bodennahen Blattansätzen verhindert wird.

Sollten Sie einen im Verhältnis zur Größe der Pflanze besonders geräumigen Topf verwenden, müssen Sie die Gewichtsanteile der Pflanzerde entsprechend ändern, besonders wenn Ihre Aloe noch klein ist. Die drainagefördernden Bestandteile der Erdmischung sollten einen Anteil von mindestens fünfzig Prozent haben, um Wurzelfäulnis infolge Staunässe durch ein Übermaß an feuchtem Kompost zu vermeiden. Die Wurzeln der Aloe brauchen, wie schon gesagt, viel Platz, aber wenig Feuchtigkeit, um sich rasch zu entwickeln.

Weitere Empfehlungen

Verwenden Sie stets eine gute Erdmischung! Es ist sinnlos, sparen zu wollen, indem Sie z.B. Mutterboden oder mageren Lehmboden aus Ihrem Garten benutzen! Anstatt kostspielige Pflanzen ersetzen zu müssen, kommt es Sie billiger, wenn Sie hochwertigen Humus oder sterile Komposterde kaufen.
Im Gegensatz zu vielen anderen Pflanzen benötigen Sukkulenten einen neutralen oder leicht sauren Boden. Deswegen sind die in der Werbung so hochgelobten Vielzweckerdmischungen für Sukkulenten eher ungeeignet. Anfangs gedeihen die Pflanzen gut und wachsen rasch, aber schließlich machen sie schlapp und werden krankheitsanfällig. Daher sollten Sie die richtige Erdmischung für Ihre Aloe selbst zusammenstellen.

Sie sollten das ganze Jahr über ein Auge auf die Pflanze haben. Manche Töpfe sind dauernd entweder trocken oder durchnäßt. In beiden Fällen müssen Sie die Pflanzen umtopfen, bevor das Schlimmste passiert. Falls Sie den Grobsand weggelassen haben, kontrollieren Sie die obere Erdschicht: wenn sich dort Schaum bildet, funktioniert die Drainage schlecht.

Soll man Dünger geben? Welchen?

Manche Leute fürchten Düngemittel wie die Pest oder behaupten, daß diese mehr Probleme schaffen als lösen. Tatsache ist, daß eine Überdüngung unförmige Pflanzen hervorbringt und Schädlingsbefall begünstigt. Dennoch müssen Topfpflanzen, die mehrere Jahre in derselben Erde sitzen, mindestens einmal im Jahr ordentlich gedüngt werden, denn sie verbrauchen die verfügbaren Nährstoffe ziemlich rasch.

In der freien Natur entwickeln die Pflanzen ein weitverzweigtes Netz von Wurzeln, das ihre Ernährung sichert. Falls Sie eine Aloe für medizinische Zwecke halten, sollten Sie bedenken, daß Sie auf keinen Fall chemisch düngen dürfen. Für die Produzenten in den USA, die in großem Maßstab Aloe vera anbauen, ist es Ehrensache, hinsichtlich Düngung wie auch Schädlingsbekämpfung die Prinzipien der biologischen Landwirtschaft zu befolgen.

Im Idealfall sollte die Aloe vera nicht chemisch gedüngt werden, dann nämlich behält sie ihre ursprüngliche Form und therapeutische Wirksamkeit. Wenn überhaupt, sollten Sie der Pflanze nur Naturdünger geben, z.B. Knochenmehl, das Langzeitwirkung hat. Ich erwähnte bereits, daß sich Blanchierwasser von Gemüse wegen seines Nährstoffgehaltes ebenfalls gut eignet.

Die Verwendung von Dünger läßt sich umgehen oder verringern, indem man die alte Pflanzerde durch frische ersetzt. Diese muß natürlich richtig gemischt und ausgewogen sein, so daß sie ausreichende Mengen an Nährstoffen enthält. Sie sollten dann also alljährlich zu Beginn der Wachstumsperiode die Erde austauschen.

Die Beleuchtung der Aloe im Zimmer und im Wintergarten

Das Lichtbedürfnis wechselt je nach Wachstumsphase und Jahreszeit

Während der jeweiligen Wachstumsphasen ist das Lichtbedürfnis der Pflanze unterschiedlich. Für Sämlinge und Ableger ist Licht unerläßlich, aber sie dürfen nicht direkt der Sonne ausgesetzt werden. Ansonsten brauchen sie mehr Feuchtigkeit als erwachsene Pflanzen.

Bedenken Sie bei den erwachsenen Pflanzen, daß ihre wildlebenden Artgenossen in sonnenüberfluteten Regionen wachsen. Und diese Sonnenpracht dauert lange Tage und das ganze Jahr über an. In unseren nördlichen Gefilden bekommen die Pflanzen allenfalls im Sommer zwölf Stunden Sonne ab, sofern es nicht gerade regnet oder der Himmel bedeckt ist. Im Winter sieht es noch viel düsterer aus. Daher sollten die Aloen möglichst in einem Südfenster stehen, damit sie tagsüber möglichst viel Licht bekommen. Anfangs sollten Sie jedoch die Sonneneinstrahlung ein bißchen dämpfen, damit sich die Blätter nicht bräunlich verfärben.

Wegen der Kürze der Tage ist Helligkeit im Winter besonders wichtig. Denn obwohl die Aloe dann in der Ruhephase ist, braucht sie genügend Licht. Im Frühjahr, wenn in unseren nördlichen Regionen die Wachstumsphase einsetzt, sollte die Aloe geradezu in Licht gebadet werden, um maximales Wachstum anzuregen.

Vorsichtsmaßnahmen bei Standort im Freien

Aloen können sich durchaus an einen halbschattigen Standort gewöhnen, aber die Blattfärbung wird intensiver, wenn sie regelmäßig direkte Sonne bekommen. Allerdings reagieren die beiden Varianten der Aloe vera unterschiedlich auf Sonnenlicht:

Die *blaue* Variante verträgt pralle Sonne sehr gut. Falls Sie sie während des Winters in der Wohnung halten, sollten Sie sie jedoch im Frühjahr erst nach und nach an die Sonne gewöhnen, sonst kann sie leicht einen »Sonnenstich« bekommen.

Die *grüne* Variante reagiert viel empfindlicher auf direkte Sonne. Sobald sie zu stark der Sonne ausgesetzt wird, verliert sie ihre Farbe, gewinnt sie aber an einem schattigeren Standort zurück.

Künstliche Beleuchtung

Wenn die Helligkeit des winterlichen Standortes zu wünschen übrig läßt, sollten Sie überlegen, ob es möglich ist, eine spezielle Pflanzenlampe zu installieren. Gute Erfahrungen hat man übrigens im botanischen Garten der Universität Heidelberg mit ganz gewöhnlichen handelsüblichen Leuchtstoffröhren gemacht. Sie erzeugen wenig Hitze, und der Rot- und Blauanteil ihres Lichtes fördert das Wachstum der Pflanzen.

Die optimale Temperatur für die Aloen

In ihrer natürlichen Umgebung sind die Aloen oft starken Temperaturschwankungen ausgesetzt. In den Wüsten kann es tagsüber so heiß werden, daß Sand und Felsen glühen, während die Temperatur nachts unter Null Grad absinken kann. Trotz dieses breiten Temperaturbereichs ist aber ein Mindestmaß an Vorsicht geboten.

In gemäßigten Zonen können Sie Ihre Aloen im Sommer getrost ins Freie stellen; die erwachsenen Pflanzen gelangen dann auch leichter zur Blüte. Überhaupt blühen Sukkulenten eher nach einem (nicht zu starken) Kältestreß und wenn man sie hungern läßt, aber nicht nach längerer Sonnenexposition.

Bei drohenden Nachtfrösten sollten Sie die Pflanzen ins Haus holen oder anderweitig schützen, denn die Aloe wird eher durch Frost als durch Schädlinge angegriffen. So hat z.B. 1983 die Kältewelle in Texas einen großen Teil der Aloe-vera-Pflanzungen zerstört. Die Kältewelle Ende 1989 richtete ebenfalls große Verwüstungen an, und den texanischen Pflanzern blieben nur die Plantagen, die sie in Mexiko und in der Dominikanischen Republik besitzen.

Ich habe bereits auf die Problematik zentralgeheizter

Räume hingewiesen, in denen Aloen oft überwintern müssen. Zwar gewöhnen sich die Pflanzen an sehr trockene Luft, aber bekömmlich ist diese nicht. Die Pflanze kann, obwohl sie während ihrer Ruhezeit wenig Feuchtigkeit braucht, unter Wassermangel leiden. Sie müssen dann notfalls ein bißchen öfter gießen oder die Pflanze mit Wasser besprühen.

Auch die Eingewöhnung im Gewächshaus oder Wintergarten im Winter kann Probleme bereiten. Die Temperatur sollte 10 Grad Celsius nicht unterschreiten. Diese Temperatur zwingt die Pflanzen zur Ruhe, und das fördert die Blüte im kommenden Sommer.

Vorsicht mit offenen Fenstern im Winter! Die Pflanzen nehmen Zugluft sehr übel. Gleichwohl müssen die Räume, in denen die Aloen stehen, stets gut – indirekt – belüftet werden.

Beschaffung und Eingewöhnung der Aloen

Im Herkunftsland sind die Aloen oft von einer Üppigkeit, einer Farbintensität und Vollkommenheit der Form, welche die unter künstlichen Bedingungen gezüchteten Pflanzen nicht erreichen.

Wenn Sie keine passionierte Sammlerin von Pflanzen sind oder keinen grünen Daumen haben, ist es gar nicht so einfach, direkt aus dem Ursprungsland importierte Pflanzen zu akklimatisieren. Dabei spielt keine Rolle, ob Sie oder Freunde die Pflanzen aus dem Ausland mitbringen oder ob Sie sie bei einem spezialisierten Händler kaufen. Ohne solide Kenntnis der Wachstumsbedingungen und der für die jeweilige Art angemessenen Eingewöhnungsmethode könnten Sie viel Zeit und Geld verschwenden. Am besten ist es zweifellos, eine Pflanze zu kaufen, die bereits eine Zeitlang in Ihrem Land kultiviert wurde – die sozusagen eingebürgert ist.

Aber selbst dann können Sie noch Überraschungen erleben! Als extremes Beispiel werde ich Ihnen eine irre Geschichte erzählen, die übel hätte ausgehen können: Eine Einwohnerin der kanadischen Stadt Trois-Rivières hatte in einem großen Kaufhaus eine tropische Pflanze (Gummibaum) erworben. Die Pflanze gedieh prächtig, aber immer wenn die Frau ihr Wasser gab, hörte sie ein merkwürdiges Sauggeräusch. Irritiert, wenn nicht gar beunruhigt, erkundigte sie sich telefonisch bei dem Kaufhaus, was das bedeute. Man behandelte sie, als wäre sie nicht ganz richtig im Kopf. Doch andere Leute konnten das schmatzende Geräusch bezeugen. Die Frau war ratlos und rief in ihrer Verzweiflung bei einer örtlichen Baumschule an. Dort nahm man sie ernst und riet ihr dringend, sich der Pflanze nicht zu nähern. Kurz darauf kamen ein paar Leute von der Baumschule, packten die Pflanze in einen riesigen Plastiksack und nahmen sie mit. Wie die Dame bald erfuhr, war es höchste Zeit gewesen: am Boden des Topfes hatte sich eine Tarantel versteckt!

Doch wie das Sprichwort sagt: Dem Mutigen lacht das Glück. Sollten Sie zu den Wagemutigen gehören und trotz aller Warnungen frisch importierte Pflanzen kultivieren wollen, beherzigen Sie bitte folgende Ratschläge, um das Schlimmste zu vermeiden.

Vorab möchte ich jedoch nochmals daran erinnern, daß alle Aloe-Arten an ihren natürlichen Standorten durch das Washingtoner Artenschutzabkommen vom 3.3.1973 geschützt sind.
Ausnahmen: Samen, Zellkulturen, einzelne Blätter von außerhalb des natürlichen Verbreitungsgebietes eingebürgerten oder künstlich vermehrten Aloen der Art Aloe vera.

Frisch aus dem Ursprungsland erlaubt eingeführte Aloen sollten Sie in den ersten Monaten von Ihren anderen Pflanzen fernhalten – auch dann, wenn diese vor und nach dem Transfer geprüft wurden und ein Gesundheitszeugnis besitzen.

Prüfen Sie selbst die Pflanzen von der Wurzel bis zur Spitze, am besten mit Hilfe einer Lupe, um sicher zu sein, daß sie nicht von schädlichen Insekten befallen ist. Das drastische Beispiel mit der Tarantel illustriert ja treffend, wenn schon so ein großes Insekt der veterinärmedizinischen Inspektion entgehen kann, wieviel leichter dies kleinen Tieren oder Mikroorganismen gelingen mag.

Überzeugen Sie sich auch, daß die Wurzeln keine Spuren von Schimmel oder Fäulnis aufweisen. Im Fall des Falles entfernen Sie die betroffenen Wurzeln. Falls die Faulstellen zu umfangreich sind, können Sie die gesunden Teile der Pflanze verwerten, um Stecklinge daraus zu ziehen. Wie Sie mit Stecklingen umgehen müssen, erfahren Sie im vorletzten Abschnitt dieses Kapitels.

Setzen Sie die Pflanze in nährstoffreiche, sterile Erde, der Sie zur besseren Durchlüftung Bimskies untergemischt haben. Auf diese Weise können neue Wurzeln schneller wachsen, die Pflanzen sich folglich besser akklimatisieren. Wie menschliche Emigranten müssen die emigrierten Pflanzen neue Wurzeln schlagen, um sich in einer zunächst ganz fremden und daher feindlichen neuen Umgebung einzuleben.

Sobald neue Triebe sichtbar werden und die Pflanze erstarkt ist und »gut im Saft steht«, können Sie sicher sein, daß sich neue Wurzeln bilden und die Aloe auf dem besten Weg ist, sich zu akklimatisieren. Dann dürfen Sie die »Quarantäne« beenden.

Welche Schädlinge sind bei der Aloe am meisten zu fürchten?

Sukkulenten werden im allgemeinen nicht krank und sehr selten von Schädlingen befallen. Sie sind pflegeleicht und robust. Die Aloe vera macht hier keine Ausnahme und ist meist in der Lage, sich gegen Schädlinge aller Art selbst zu schützen.

Aus diesem Grund wird die Aloe in tropischen Ländern benutzt, um Mücken zu verjagen, denn die Giftigkeit und der Geruch des bitteren Saftes aus den Siebröhren stoßen die Plagegeister ab. In den Gärten benutzt man sogar ein Gemisch aus gepulverter Aloe-Droge und Wasser (1 Gramm Droge auf 1 Liter Wasser), um Schnecken zu bekämpfen. In den USA wird sogar daran gearbeitet, aus der Droge ein Mückenbekämpfungsmittel zu entwickeln.

In den Aloe-Anbaugebieten der USA gibt es wenig Probleme mit Schädlingen. Wie schon erwähnt: der tödlichste Feind der Aloe ist der Frost. Da aber Vorbeugen besser ist als Heilen, wollen wir uns vorsorglich mit den Schädlingen befassen, die einer Aloe am ehesten zu schaffen machen können: verschiedene Schildlaus-Arten, rote Spinnmilben, Nematoden, Läuse, Pilzmücken.

Daß Sie etwaige Schädlinge an einer Aloe, die Sie für kosmetishe und medizinische Zwecke benutzen wollen, nicht mit der chemischen Keule behandeln dürfen, versteht sich von selbst, und ich habe auch schon eindringlich darauf hingewiesen. Nun also zu den wichtigsten Schädlingen der Aloe:

Schildläuse. Diese weißlichen Insekten sind 2 bis 3 mm lang und gleichen winzigen Kellerasseln. Gegen die Feuchtigkeit schützen sie sich durch Sekretion von feinsten Wachspartikeln. Sie nisten gern auf den (jungen) Blättern, an schwer zugänglichen Stellen, z.B. auch an den Blattachseln. Sie vermehren sich rasant. Eine wattige weiße Masse umgibt die Eiablagen.

Die Schildlaus saugt den Saft aus der Pflanze, deren Wachstum dadurch gehemmt wird. Bei starkem Befall vergilben die Blätter und fallen bald ab. Läßt man die Schädlinge gewähren, dann gehen sogar große Pflanzen zugrunde. Trotz ihres giftigen Saftes werden sogar Euphorbien befallen.

Am liebsten ist den Schildläusen ein trockenes Ambiente, und deshalb treten sie vor allem während der Ruhezeit der Pflanze auf, wenn seltener gegossen wird. Bevorzugt heften sie sich kaum sichtbar an die jungen Triebe.

Bekämpfung: Sie nehmen einen kleinen harten Pinsel oder ein Q-Tip und bestreichen alle sichtbaren Insekten mit Nikotinlösung oder Brennspiritus.

Wurzelschildlaus. Sie ist bei weitem tückischer und gefährlicher als die anderen Schildläuse, denn Sie werden sie erst gewahr, wenn die Pflanze dahinsiecht und nicht mehr wächst. Die Schädlinge zehren sie buchstäblich aus, indem sie den Saft aus den Wurzeln saugen, und auf trockenen Wurzeln strotzen sie geradezu vor Gesundheit. Tatsächlich sind Sukkulenten für Schildläuse ein gefundenes Fressen. Selbst beim Umtopfen im Frühjahr kann es passieren, daß sie dem wachsamen Auge entgehen, denn sie sind viel kleiner als ihre oberirdischen Verwandten. Wenn sie aber bemerkt werden, haben sie sich schon kräftig vermehrt, und dann ist ein Großteil der Wurzeln mit weißen oder aschgrauen Ablagerungen bedeckt.
Bekämpfung: Spülen Sie die Wurzeln gründlich mit lauwarmem Wasser ab und tauchen Sie sie dann in Brennspiritus. Zu stark angegriffene Wurzeln schneiden Sie ab.

Rote Spinnmilben. Dies winzigen Schädlinge bilden ein Gespinst um Stacheln und unter Blättern der Pflanze. Die ausgewachsenen Exemplare sind rötlich, die Entwicklungsstadien weißlich und gelblich. Die roten Spinnmilben lieben eine warme und trockene Umgebung, z.B. zentralgeheizte Räume mit trockener Luft. Im Handumdrehen können sie sich über Ihren ganzen Pflanzenbestand hermachen. Über die Blätter breiten sich dann eine gräuliche oder hellgelbe Verfärbung und schwarze Pünktchen aus, die von den saugenden Insekten hervorgerufen werden.

Bekämpfung: Kontrollieren Sie die Feuchtigkeit der Pflanze. Das Auftreten der Spinnmilben läßt sich verhindern, indem Sie die Pflanze täglich leicht besprühen oder indem Sie der Pflanze einen Standort mit einiger Luftfeuchtigkeit gönnen. Schneiden Sie die befallenen Stiele und Blätter ab. Spinnmilben sind schwer zu bekämpfen. Um Resistenzen zu vermeiden, sollten abwechselnd verschiedene Mittel angewandt werden. Gezielt wirken sogenannte Akarizide. Allerdings sind systemische Mittel problematisch, wenn Sie die Aloe zu medizinischen oder kosmetischen Zwecken halten.

Nematodenbefall der Wurzeln. Diese mikroskopisch kleinen Fadenwürmchen dringen in die Wurzeln ein, saugen ihren Saft aus und erzeugen sogenannte Knubben. Diese Austreibungen hindern die Pflanze daran, Wasser und Nährstoffe aufzunehmen, so daß ihre Wurzeln zerstört werden und die Pflanze dann von der Basis her abstirbt. Wenn sich die Nematoden erst einmal eingenistet haben, bilden sie Zysten, die außerordentlich widerstandsfähig gegen

Trockenheit, chemische Bekämpfungsmittel und sehr hohe Temperaturen sind.

Bekämpfung: Befallene Pflanzen sind nicht zu retten, da bisher kein wirksames Mittel bekannt ist. Die nicht befallenen Blätter können gerettet und verwendet werden, aber die Pflanze mitsamt der Erde sollte entsorgt werden. Falls Sie den Topf wieder benutzen möchten, sollten Sie ihn zuvor sterilisieren.

Pilzmücken. Sollten über den Kästchen, in denen Sie Ableger oder Samen von Aloe züchten, winzige schwarze Mücken schweben, bedeutet dies vielleicht nichts Gutes, denn es könnten Pilzmücken sein. Die Mücken selbst sind nicht zu fürchten. Ein oder zwei Arten von ihnen legen allerdings Eier ab, aus denen sich kleine weiße Larven mit schwärzlichen Köpfen entwickeln, die eine Vorliebe für die Würzelchen der jungen Sämlinge und Ableger haben.

Bekämpfung: Vorhandene Larven können Sie abtöten, indem Sie die Erdmischung im Backofen sterilisieren oder mit Nikotinlösung bzw. einer Lösung von gepulverter Aloedroge durchgießen.

Andere Schädlinge. Ich möchte diesen Abschnitt nicht beenden, ohne auf Schädlinge hinzuweisen, die sämtliche Pflanzen im Wintergarten oder Gewächshaus angreifen können. Da sind z.B. die Ohrwürmer, die sich an Blättern und Stengeln gütlich tun, oder allgegenwärtige Ameisen, welche die Wurzeln beschädigen und Läuse von hier nach dort transportieren können, die ihrerseits vielleicht von Viren befallen sind. Auch die Kellerasseln und Schnecken sollen nicht vergessen werden, die sich oft in schlecht gepflegten Wintergärten oder Gewächshäusern einrichten. Von Raupen werden Zimmerpflanzen selten heimgesucht, doch neu erworbene Pflanzen sollten sorgfältig nach Raupen abgesucht werden. Diese gefräßigen Tiere verschlingen hemmungslos die zartesten Blätter und Stiele.

Gefürchtet sind Pflanzenschädlinge wie der Mehltau und andere Pilze. Gegen sie hilft nur die Giftspritze, gegen die gleichwohl einige Einwände geltend zu machen sind.

Das Abc der Vermehrung

Ich habe schon darauf hingewiesen: Nichts ist dem Gel aus den frischen Blättern der ausgewachsenen Aloe vera (3 Jahre oder älter) qualitativ ebenbürtig. Wenn Sie Ihrer Aloe regelmäßig zu Leibe rücken, sei es für präventive Zwecke, für Ihre Schönheitsmasken oder für Erste-Hilfe-Maßnahmen, wird die Pflanze immer mehr »Federn lassen«. Daher laufen Sie früher oder später Gefahr, nur noch ein paar mickrige Ableger ihr eigen zu nennen. Da Sie für Ihre Zwecke ausgewachsene Pflanzen brauchen, ist Ihnen mit den Aloen, die Blumenhändler anbieten, nicht gedient – es sind meist kleine Pflanzen.

Deswegen ist also der Nachschub so wichtig. Den können Sie sichern, indem Sie eine ganze Reihe junger Pflanzen kaufen oder indem Sie sich als Heimgärtner versuchen. Für diejenigen, die sich eine kleine Aloenfamilie zulegen wollen, für welchen Zweck auch immer, gebe ich im folgenden die wichtigsten Grundregeln für die Vermehrung der Pflanze in der Wohnung oder im Wintergarten bzw. im Gewächshaus.

Es gibt im wesentlichen zwei Formen der Vermehrung – die durch Samen und die durch Ableger.

1. Vermehrung durch Samen

Aloen sind Samenpflanzen. In botanischen Gärten können Sie – sogar im Winter – prachtvolle Aloen in voller Blüte sehen. Wenn Sie die Aloen im Freien halten, bilden sie im Herbst, gelegentlich auch im Sommer, Blüten aus. In der Wohnung blühen Aloen selten, und wenn überhaupt, sind es ziemlich alte Pflanzen. In diesem Stadium sind sie meist von einigen Ablegern umgeben, die Sie nur in neue Töpfe umpflanzen müssen.

Sie können auch versuchen, eine Aloe durch Absenken von Stecklingen zu vermehren. Zu diesem Zweck schneiden Sie ein Blatt oder einen Teil davon ab, lassen es mindestens einige Stunden antrocknen und setzen es dann in Erde. Am besten werden die Stecklinge morgens geschnitten, wenn die Pflanze voll Saft und noch nicht zur Tagesaktivität erwacht ist. Diese Art der Vermehrung gelingt nicht so leicht wie das Auspflanzen von Ablegern.

Wie kommt man an die Samen?

Die praktische Gewinnung der Samen ist kein Kinderspiel, zumal die Aloe für die geschlechtliche Vermehrung fremdbestäubt werden muß, was in der Wohnung oder im Gewächshaus kaum gelingen dürfte. Das heißt, wenn Sie den Pollen einer Blüte auf den Stempel einer anderen Blüte derselben Pflanze oder eines ihrer Ableger übertragen, bekommen Sie keine fruchtbaren Samen. Auf jeden Fall sollten Sie sich nicht auf Insekten als Bestäuber verlassen, auch wenn die benachbarten Aloen keine unmittelbaren Verwandten sind.

Erfolg könnte Ihnen jedoch beschieden sein, wenn Sie nicht verwandte blühende Aloen künstlich bestäuben. Dies geschieht praktischerweise mit einem zuvor mit hochprozentigem Alkohol gereinigten feinen Pinsel. Die in der Folge entstehenden Samen haben große Chancen aufzukeimen.

Wie bringt man die Samen zum Keimen?

Sie können Anzuchterde verwenden, sollten sich aber auch nicht scheuen, mit eigenen Erdmischungen zu experimentieren. Achten Sie jedoch darauf, daß die Erde das Gießwasser gut durchläßt und gleichzeitig genügend Feuchtigkeit für die Sämlinge zurückhält. Eine brauchbare Erdmischung besteht z.B. aus einem Teil Komposterde oder Torf auf zwei Teile Sand. Diese Mischung sollte allerdings sterilisiert werden (Backofen).

Lassen Sie die Samen in einer Anzuchtschale keimen, die Sie mit einer Glasscheibe bedecken. Die Umgebungstemperatur sollte möglichst 30 °C, die Luftfeuchtigkeit 80 bis 90 Prozent betragen. Sobald die Samen aufgehen, was zumeist innerhalb 24 Stunden geschieht, klemmen Sie jeden Tag für ein paar Stunden kleine Keile zwischen die Glasscheibe und die Anzuchtschale, um dieses Minigewächshaus zu belüften.

Nachdem die Sämlinge groß genug sind, um vereinzelt zu werden, pflanzen Sie sie vorsichtig in kleinen Gruppen in vorgedüngte feine Erde. Es dürfen nur so viele Pflänzchen in einen Topf gesetzt werden, daß sie mindestens ein Jahr lang darin wachsen können, ohne sich »gegenseitig auf die Füße zu treten«. Anfangs sollten die Pflänzchen recht feucht gehalten werden, aber nach ein paar Tagen wird man beginnen, sie an normale Luft- und Lichtverhältnisse zu gewöhnen, damit sie kräftig werden.

2. Vegetative Vermehrung

Die vegetative oder ungeschlechtliche Vermehrung kann durch natürliche Ableger der Pflanze oder mit Hilfe von Stecklingen aus Stengeln oder Blättern erfolgen. Das Ergebnis sind stets genetisch identische Pflanzen, sogenannte Klone.

Die Bildung von Klonen sichert die Vermehrung von Pflanzen, wenn die Blüte ausbleibt. Sie ist außerordentlich erfolgreich, hat allerdings einige Nachteile gegenüber der geschlechtlichen Vermehrung. Da keine »frischen« Gene eingekreuzt werden, sind die Ablegerpflanzen (also die Produkte der ungeschlechtlichen Vermehrung oder Klone) weniger robust und werden leichter von allerlei Schädlingen angegriffen.

Der Umgang mit Ablegern

Nichtsdestoweniger wird man hin und wieder Ableger gewinnen wollen, sei es zum Verschenken oder sei es zum eigenen Gebrauch. Ableger können über der Erde aus dem Stamm oder unterirdisch aus dem Rhizom wachsen. Sobald sie anfangen, sich zur Rosette zu entwickeln und eigene Würzelchen zu bilden, ist es Zeit, sie von der Mutterpflanze zu trennen. Falls die Trennung zu früh geschieht, dauert die Bewurzelung zwei bis drei Wochen. Sie können die Ableger aber auch erst abtrennen, wenn sie bereits recht kräftig geworden sind.

Von Natur aus bilden Aloen richtige Nester von Ablegern, die von Hand geteilt werden können. Dies geht leichter und ohne die Wurzeln zu beschädigen, wenn Sie den Topf zuvor gründlich wässern. Um die Pflanzen nicht unnötig zu traumatisieren, sollte das Abtrennen und Pflanzen der Ableger während der Wachstumsperiode erfolgen, also im Frühjahr. Sie können das erledigen, wenn Sie die Mutterpflanze ohnehin umtopfen oder in frische Erde setzen wollen.

Diagnoseschlüssel oder 10 Alarmzeichen

1. *Die Blätter krümmen sich nach innen und wirken eher schmächtig.*
   Ursache: Wassermangel. Wenn Sie die Aloe nicht genügend wässern, muß sie ihre eigenen Wasserreserven angreifen. Das ideale Blatt soll prall und fest sein. Bei Haltung im Zimmer ist möglicherweise die Luft zu trocken. Besprühen Sie die Pflanze gelegentlich mit Wasser (Blumenspritze).

2. *Die Blätter wachsen zu stark in die Breite statt in die Höhe.*
   Ursachen: Die Pflanze erhält zu wenig Licht, oder die Ableger rauben der Mutterpflanze die Lebenskraft.

3. *Die Blätter können sich verbiegen, so daß die großen Blätter an der Basis abknicken.*
   Ursachen: Die Pflanze befindet sich in der Ruhephase und hat weniger Kraft (ein zu kalter oder zu trockener Standort kann die Sache noch verschlimmern), oder die Pflanze wurde zu reichlich gewässert (vor allem während der winterlichen Ruhepause; die Blätter werden dann zu schwer und knicken ab).

4. *Die Oberfläche der Blätter verfärbt sich braun.*
   Ursache: Zuviel direktes Licht. Stellen Sie die Pflanze an einen halbschattigen Platz, oder verkürzen Sie die Dauer der direkten Sonneneinwirkung.

5. *Auf den Blättern treten kleine braune Flecken auf.*
   Mögliche Ursache: Die Pflanze reagiert sehr empfindlich auf Fluorid. Kann durch fluorhaltiges Leitungswasser bedingt sein. Zum Gießen entfluoriertes Wasser (Filter) verwenden.

6. *Die Pflanze wächst zu langsam.*
   Mehrere Faktoren können das Wachstum bremsen:
   Der Boden oder das Gießwasser ist zu alkalisch.
   Überdüngung oder zuviel Wasser oder genau das Gegenteil.
   Zu feuchter Boden (schlechte Drainage).

Ableger raubt der Mutterpflanze im Topf die Lebenskraft. Ableger sollten abgetrennt werden, sobald sie etwa 7 cm groß sind, sonst ist sehr schnell der Boden ausgelaugt, und alle Pflanzen hungern. (In der freien Natur stehen immer Gruppen kräftiger Mutter- und Babypflanzen beieinander.)

Der Topf ist zu groß. Die Wurzeln wuchern zum Nachteil der Blätter.

Der Topf ist zu klein. Irgendwann kommt der Zeitpunkt, da der Topf zu klein geworden ist, so daß das Wachstum der Pflanze gehemmt wird. Dies ist der Fall, wenn die Blätter im Verhältnis zu den Wurzeln zu üppig geworden sind, vor allem wenn die Pflanze im Freien steht.

7. *Die Blätter riechen übel und lösen sich von der Basis ab.*

Dies kann durch Überwässern, durch mangelnde Vitalität des Blattes oder durch Schädlingsbefall bedingt sein. Oft leiden zuerst die Blätter, die mit der Basis ein Stück weit im Boden stecken; sie werden am ehesten durch Nässe angegriffen. In diesem Fall muß die Basis der Pflanze säuberlich freigelegt werden.

Kontrollieren Sie auch die Drainage. Das Gießwasser (oder der Regen bei Freilandpflanzen) muß abfließen können, sonst entsteht Staunässe, und in der Folge faulen Blätter und Wurzeln. Lockern Sie die Erde auf, indem Sie ihr Grobsand oder Bimskies beimischen.

Wenn das nicht hilft, müssen Sie die Aloe ausgraben und (mit der Lupe) prüfen, ob die Wurzeln gesund oder von irgendwelchen Schädlingen befallen sind, und die Pflanze gegebenenfalls behandeln oder ihr frische Erde geben.

8. *Manchmal bemerkt man beim Abtasten anormal weiche Stellen an den Blättern, die mit der Zeit auch noch eine andere Grünfärbung annehmen als das übrige Blatt.*
   Hier gelten die gleichen Maßnahmen wie bei faulenden Blättern.
   Ich pflege auf diesen Stellen mit Hilfe eines Klebstreifens kleine Magnete von 1.000 Gauss zu befestigen (der Südpol des Magneten liegt dem Blatt auf). Am nächsten Tag hat die schwammige Stelle meist ihre Festigkeit zurückgewonnen.

9. *Wenn die Aloe blüht, bleiben die Blüten oft grünlich, während sie sich öffnen.*
   Ursachen: Zu wenig Licht oder mangelnde Luftfeuchtigkeit. Reaktion auf Standortveränderung (z.B. wenn eine Pflanze aus dem Gewächshaus oder dem Wintergarten in einen Raum mit sehr trockener Luft verbracht wird).

10. *Die Blätter sind mißgestaltet.*
    Ursache: Überdüngung oder falsche Zusammensetzung des Düngers. Viele Kenner warnen vor allem vor Düngern, die zuviel Stickstoff enthalten.

Sieben Goldene Regeln für die Haltung der Aloe im Gewächshaus, im Wintergarten oder in Wohnräumen

1. Der Topf muß zur Größe der Pflanze passen.
2. Pflanzen Sie die Aloe so ein, daß der Ansatz der Blätter ein wenig über der Erde zu liegen kommt.
3. Tauschen Sie einmal im Jahr die Erde aus, das spart oder erspart Ihnen Dünger.
4. Falls Sie düngen, dann nur im Frühjahr und eventuell noch im Sommer. Nur die angegebenen Mindestmengen an Dünger verwenden.
5. Halten Sie sich beim Gießen an die saisonbedingten Bedürfnisse der Pflanze.
6. Pflanzen, die noch keine zwei Jahre alt sind, brauchen ungefähr 1/4 Liter, ältere Pflanzen 3/4 Liter Wasser. Selbstverständlich richtet sich die Wassermenge auch nach der Größe der Pflanze.
7. Die Pflanze benötigt einen hellen Standort, sollte aber nur langsam an längere intensive Sonnenbestrahlung gewöhnt werden. Andernfalls verfärben sich die Blätter bräunlich. Falls dies passiert, stellen Sie die Pflanze in den Halbschatten.

Schlußwort

Ich komme zum Ende meiner Ausführungen. Viele Menschen – meine verehrten Leserinnen und Leser gehören hoffentlich nicht zu ihnen – halten die Anwendung naturbelassener Heilpflanzen für unzeitgemäß, unhygienisch und für Auswüchse von Aberglauben. Dennoch haben sich zahlreiche dieser Pflanzen viele Jahrhunderte lang bewährt, und man kennt ihre Wirkungen und etwaige Giftwirkungen beim Menschen recht genau. Auf gefährliche Langzeiteffekte *moderner* Pharmaka will ich an dieser Stelle nicht weiter eingehen – der warnende Hinweis auf die Contergan-Katastrophe möge genügen.

Interessant ist, daß manche Wirkstoffe von Heilpflanzen heute in großem Maßstab synthetisch hergestellt werden. Ich erinnere nur an die Salicylsäure, den entzündungshemmenden und schmerzlindernden Wirkstoff, der zuerst in der Weide *(Salix)* und dann in etlichen anderen Pflanzen – auch in der Aloe – entdeckt wurde. Längst ist eine Form der Salizylsäure im Aspirin® weltbekannt geworden. Ich räume ein, daß ein Medikament, das einen Wirkstoff rein und in einer standardisierten Dosis enthält, rasch und einigermaßen kontrollierbar wirkt. Es spricht jedoch wenig dagegen, bei beginnenden oder chronischen rheumatischen Beschwerden kurmäßig Weidenrindentee *(salicis cortex)* zu trinken. Wie ich bereits an anderer Stelle beschrieben habe, können die zusätzlichen Wirkstoffe in vielen pflanzlichen Heilmitteln überdies modulierend oder synergistisch, im Sinne einer Wirkungssteigerung, aktiv sein.

Läßt sich die Wirkung eines Heilmittels oder einer Therapie nicht rein sachlich begründen, sind manche naturwissenschaftlich orientierten Mediziner voreilig mit dem Argument des Placebo-Effekts bei der Hand. So auch bei manchen unerklärlichen Therapieerfolgen nach Anwendung von Aloe-vera-Präparaten. Nach allem, was wir inzwischen medizinisch klären konnten, dürfte eine wesentliche Wirkung der Aloe vera darin bestehen, daß sie bei richtiger Anwendung die Selbstheilungskräfte aktiviert. Entscheidend ist aber letztlich, daß es uns gelingt, die Leiden und Beschwerden unserer wie auch immer geplagten Mitmenschen zu lindern – nach dem Motto: *Wer heilt, tut recht!*

Literaturhinweise

Augustin, M., und V. Schmiedel: Praxisleitfaden Naturheilkunde. 1. Aufl., Jungjohann Verlagsgesellschaft, Neckarsulm/Stuttgart 1993

Bastian, H. (Hrsg.): Ullstein Lexikon der Pflanzenwelt. Ullstein, Berlin 1973

Faber, Stefanie, mit Georgine Edel: Aloe vera: Schönheit aus der Natur. Heyne, München 1988

Finnegan, John: Die heilende Aloe: das Geschenk der Natur. Verlag Ernährung und Gesundheit, 1995

Schmid, René: Aloe vera (Vortrag vor der Schweizerischen Gesellschaft der Kosmetik-Chemiker, 21.1.1984 in Genf). In: Parfümerie und Kosmetik 65, 768, 770–772 (1984)

Schweizer, Marc: Aloe, die Pflanze, die pflegt und heilt. deutsche bücherei 0001 (Apophtegme, Paris), 1995

Siemers, Jan: Einfluß von Anthranoiden in Aloe- und Sennaextrakten auf die Dimethylhydrazin-induzierte kolorektale Karzinogenese bei der Maus. Inaugural-Dissertation, Universität Lübeck 1992

Storch, V., und U. Welsch: Kurzes Lehrbuch der Zoologie. 7. Aufl., G. Fischer, Stuttgart 1994

Strasburger, E., u.a.: Lehrbuch der Botanik für Hochschulen. 33. Aufl. neubearb., G. Fischer, Stuttgart 1991

Tomaschek, Ernst: Aloe vera, ein der Natur entnommener Wirkstoff. In: Seifen – Öle – Fette, Wachse 112. Jg., Nr. 1, 1986

Wirth, Wolfgang: Mit Aloe heilen. Gewebe-Therapie, Aloe-Therapie, Agaven-Heilsystem – die Wende für viele Leiden. Steyr Ennsthaler 1995

Wirkstoffdossier »Aloe«, veröffentlicht durch Bekanntmachung im BAnz. Nr. 133 vom 21.7.1993

Wolff, Cornelia: Aloe als Dermatotherapeutikum. Inaugural-Dissertation, J.W-. Goethe-Universität, Frankfurt am Main 1993

Hersteller von Aloe-vera-Präparaten (Auswahl deutscher Adressen)

Arbeitsgemeinschaft Grundlagenforschung für Biologische Medizin, Berlin
(Vorsitz: Wolfgang Wirth), Tel.: 030 – 251 84 75
(biogen stimulierte Aloe zur subkutanen Injektion)

Bergland-Pharma
D-87751 Memmingen
Tel.: 08335 – 98 21 01
(Kosmetik)

Body Shop: in einigen Großstädten, u.a. Rhein-Main-Flughafen,
Frankfurt am Main
(Aloe-vera-Gel, Aloe Lotion; beide sehr gut)

Anton Hübner GmbH & Co.
Postfach 49, D-79236 Ehrenkirchen,
Tel.: 07633 – 90 92 03
(Aloe-vera-Kosmetika, sehr gutes Aloe-vera-Gel)

Imopharm
D-68519 Viernheim
Tel.: 06204 – 16 36
(Augenbalsam, Aloe-vera-Tinktur)

Werner & Winkler Naturheilmittel GmbH
Reichenäcker 7, D-97877 Wertheim
Tel.: 09342 – 96 11 96
(Aloe-vera-Saft zum Trinken, Aloe-vera-Gel für kosmetische Verwendung)